U0250709

健康生活方式丛书

曲伸 陈海冰·主编

简单的科学减肥法

大字本

JIANDANDE
KEXUE
JIANFEIFA

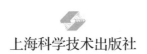

上海科学技术出版社

图书在版编目（ＣＩＰ）数据

简单的科学减肥法：大字本 / 曲伸，陈海冰主编
. -- 上海 ：上海科学技术出版社，2022.11
（健康生活方式丛书）
ISBN 978-7-5478-5853-0

Ⅰ．①简… Ⅱ．①曲… ②陈… Ⅲ．①减肥－方法
Ⅳ．①R161

中国版本图书馆CIP数据核字(2022)第161768号

简单的科学减肥法（大字本）

曲　伸　　陈海冰/主编

上海世纪出版(集团)有限公司
上 海 科 学 技 术 出 版 社　出版、发行
（上海市闵行区号景路 159 弄 A 座 9F－10F）
邮政编码 201101　www.sstp.cn

上海新华印刷有限公司印刷

开本 890×1240　1/32　印张 4.75
字数：60 千字
2022 年 11 月第 1 版　2022 年 11 月第 1 次印刷
ISBN 978－7－5478－5853－0/R·2590
定价：39.80 元

本书如有缺页、错装或坏损等严重质量问题，请向工厂联系调换

编委会

前　　言

全民健康生活方式行动计划（2016～2025）倡导"三减三健"，即：减盐、减油、减糖、健康口腔、健康体重、健康骨骼，每一项都跟慢病防控息息相关。其中健康体重这一项，是针对国人体重超标率越来越高、肥胖人数越来越多推出的。

"窈窕淑女""青春永驻"是古今中外亘古不变的话题，"美学"之一的"形体美"更是当今人们特别是女性竭力追求的目标。从医学的角度看，肥胖不但影响体形，更严重的是会引起一系列的代谢问题和肥胖相关并发症，影响身体健康和生活质量。

近年来，中国超重与肥胖的发病率和肥胖人数增长迅速，现已成为世界上超重和肥胖人数最多的国家，特别是儿童肥胖的危害更不容忽视。因此，人们一直在不懈追求"减肥"秘诀和灵丹妙药,期望能在与肥胖的斗争中速战速决。

但不可否认,肥胖是一种病因多样、因人而异的复杂疾病,需要根据发病的原因、遗传和外界环境的差异进行个体化治疗。减肥是一个长期的过程,而不是短期的行为。由于缺乏科学的减重常识和减肥策略,减肥人士在体重降低的同时往往会遭遇其他不良状况,而且很容易反弹和难以坚持。

正确认识肥胖、科学减肥是当务之急。肥胖是一种慢性疾病,必须在医师指导下进行科学干预。上海市第十人民医院内分泌代谢中心曲伸教授团队长期从事减重的临床和科研工作,积累了丰富的临床经验和成功案例,在国内外提出了基于代谢的肥胖辩证诊疗理论,提出了以患者为中心的诊疗模式,创建了以内分泌医生、营养师、中医师、外科医师为一体的减重团队,开展了生活方式干预、药物治疗、中医治疗、手术治疗等多方位的综合减肥措施,取得了显著的疗效。

曲伸教授团队牵头编写了基于临床的减重多学科诊疗共识,为了帮助更多的肥胖人士摆脱困境,现应上海科学技术出版社之邀,将相关经验和共识以科普的方式进行写作,将减肥的科学知识和正确方法与大家分享。希望能为民众带来福音,为全民健康贡献一份力量。

目　　录

第一部分　肥胖再认识

1. 为什么喝水也长胖

生活实例

　　20 岁的小如，本该快乐的年纪却成了身材焦虑大军中的一员，从青春期开始体重就不断增加。随着年龄的增长，周围人对她身材的评论越来越多，胖对于她而言不仅仅是外貌减分，更会被贴上"不自律"的标签。然而小如自问吃得没比同龄人多，运动量也不少，为什么会比别人胖？

　　"我为什么喝水也长胖？"这一疑问几乎萦绕在每一位胖友的心头。如果你发现自己是"易胖体质"，那就需要问自己这几个问题：我吃得比同龄人多吗？我的运动量比同龄人少吗？我的父母兄弟也容易胖吗？如果你的答案都是否定的，那么你需要做的第一件事是去医院寻求专业帮助，排除一些疾病引起的肥胖（称之为继发性肥胖）。

（1）继发性肥胖

继发性肥胖是由内分泌疾病或代谢障碍性疾病引起的一类特殊类型的肥胖，占肥胖人口的1%～5%。下丘脑、垂体、甲状腺、肾上腺和性腺的疾病都可能导致继发性肥胖，成人以库欣综合征和甲状腺功能低下最为多见。这样的肥胖症患者，由于体内激素的分泌和作用缺陷导致了机体的代谢异常，确确实实是"喝凉水也会长胖"，通常的生活方式干预收效甚微。因此需要寻根溯源，治疗原发病，当原发病得到了有效的控制，体重的问题也会迎刃而解。

（2）单纯性肥胖

绝大部分的胖友，发胖并不是上述继发性的因素导致的，称之为单纯性肥胖。单纯性肥胖的病因非常复杂，科学家们仍然没能完全破解其中的秘密。目前认为，其发生与遗传和环境存在极大的关联。

　　曾经有科学家这样描绘，肥胖是人类具有的最强遗传因素影响的问题，过去的数年间科学家们发现了诸如FTO基因、瘦素基因等许许多多肥胖基因。除了基因组中的遗传影响因素，表观遗传也是肥胖遗传的原因之一。基因组即生物体所有遗传物质的总和，而表观遗传则是基因与环境相互作用的结果。科学家们发现怀孕大鼠接触一些污染物，其后代及后代的后代均会变胖，甚至这种表观遗传学的改变持续存在于后代雄鼠的精子中。

　　环境也是一个重要的致胖因素。人类从茹毛饮血的时代走来，机体已经适应了贫穷饥饿且需要大量运动的环境。而现代社会在多种环境因素的作用下，人类容易营养过剩、活动缺乏，机体里储存了大量的剩余能量，也就容易像吹气球一样胖了起来。

　　除此之外，关于肥胖的发生还有胃肠中心假说、炎症中心假说、肠道菌群学说、中枢能量调定点学说等诸多学说。我们现在看到的，只是肥胖发生机制中的冰山一角,关于肥胖的研究,人类还有很长很长的路要走。

划重点

● 肥胖会危害人体健康,要及时去医院寻求专业的诊断和治疗干预手段。

● 肥胖应对因治疗,不能盲目减肥。继发性肥胖如果不对因治疗,单纯期望以节食、运动等手段减肥,不仅无效,还有可能进一步损害身体健康。

2. 上班族发胖的真正原因是什么

你有没有遇到过:工作废寝忘食、三餐不继、面色苍黄,缓下神来却发现体重直线上升!看看镜子里的自己,腰上多了一圈肉,肚子也像是扣了一个小铁锅,滚圆滚圆的。这是许多职场人士的困扰,为什么工作忙得经常有一顿没一顿,饿着肚子,体重还要上升? 这就是职场人士特别要警惕的"过劳肥"。

（1）什么是过劳肥

过劳肥是指人由于工作压力大、饮食不规律、作息不科学、情绪不稳定等导致的以体重增加为主要特征的疾病，媒体工作者、公务员、教师、律师、医务工作者、IT 从业人员等都是高发人群。根据美国一个职业网站针对 1600 名上班族所做的调查发现，有高达 47％的人在现职中增加了体重。

过劳肥的原因主要是睡眠不足、心理压力过大和生活不规律。熬夜、睡眠不足、生活作息不规律会导致血液中的饥饿激素增多，进而增大食欲，导致肥胖。同时压力会影响代谢和摄食行为，从而促进肥胖的发生和发展。

当遇到压力时，人体会产生积极的应对反应，称之为应激反应，是对人体的一种保护。在短时间的应激反应中，人体一方面会产生大量糖皮质激素，而另一方面也会有相应的调节机制来防止糖皮质激素过多产生，保证人体维持在一个稳定的内环境中。但是，当压力时间过长，内分泌系统就会产生一种持久的生理变化来应对过高的压力负荷,改变人体的新陈代谢。比如糖皮质激素可以促进食欲,还会与胰岛素等其他激素产生协同作用,因此长期高水平的糖皮质激素就容易引起肥胖,特别是腹部脂肪的囤积。此外,压力过大时对中枢摄食行为的影响也是不容忽视的,研究显示在长期压力之下人们对食物的欲望会大幅增高,从而引起肥胖。

此外,工作繁忙缺少运动以及不规律用餐或饮食不健康均会导致肥胖。调查发现 73% 的工作场所没有附设健身设施,并且大多数职场人员在工作场所仰赖电子邮件及网络和同事沟通,以零食代替正餐,点高能量、重口味的外卖,这些都是导致职场肥胖的重要原因。

(2) 怎样预防及改善过劳肥

首先应积极给自己降压,精神压力大会促进脂肪的堆积,对心脑血管的危害也很大。在工作环境中可以养一些绿植,布置舒适的工作环境。建议工作的时候每隔 1~2 个小时,就要停下来休息 5 分钟左右,站起来伸个懒腰,倒杯水,看看窗外,动动身体等,让自己从紧张的状态中暂时脱离出来,劳逸结合才能让工作更有效率。

合理控制饮食也非常重要。建议最好在上班时放一瓶水在桌上,随时取来喝,取代吃零食的坏习惯。也可以自备健康午餐,取代高能量、高油脂的外卖,既健康又实惠。

除了减压和合理饮食之外,运动是必不可少的。工作任务繁重没时间运动时,可以通过上下班走楼梯或步行代替其他代步工具,利用接水和上厕所的时间活动一下筋骨,坐在椅子上每隔1小时就扭动脖颈和腰部来增加活动量。当然,室内的这些"小动作"只是帮助你舒筋活血,如果想要达到健身的目的,还是要到户外做一些肌肉对抗运动。

3. 肥胖只是体重增加、外形不好吗

"环肥燕瘦",杨玉环被称为中国古代四大美女之一,在文化和经济极度繁荣的唐朝,胖被认为是美丽的象征。而到了如今以瘦为美的年代,减肥又成了一种风尚。从古至今对于体重的争议从

未停止。有人认为肥胖会损害健康,但也有人认为肥胖只是体重增加,减肥是过分追求美丽而损害健康的行为。那么真相到底是什么呢?

1997 年世界卫生组织将肥胖明确定义为疾病。可是那时候,大多数中国人对肥胖缺乏足够重视,认为肥胖只是单纯的体重增加,特别是经历过饥荒年代的人们,认为"丰满的妇女更易于生育""婴儿越胖越健康"。但是现代科学研究发现,肥胖会导致一系列的身体和精神类疾病,如冠心病、高血压、睡眠呼吸暂停综合征、性功能减退、抑郁症等。近年来,每年约有 340 万名成年人死于肥胖导致的慢性病,肥胖症使预期寿命平均减少 6~7 年,其中严重肥胖症,BMI〔体重(kg)/身高(m)的平方〕>40,可使男性预期寿命减少 20 年,女性减少 5 年。可见,肥胖可以导致一系列并发症和相关疾病,进而影响生活质量,减少寿命。

肥胖对身体的危害是"全方位、立体化"的,对身体的几乎所有系统都会产生影响。在内分泌代谢系统方面,会引起糖尿病、胰岛素抵抗、痛风等并发症;在呼吸系统方面,会诱发哮喘、睡眠呼吸暂停等；在消化系统方面，会引起非酒精性脂肪肝、胃食管反流等。对于心血管系统，会引起高血压、冠心病、卒中、心衰、静脉血栓的形成等；对于生殖系统，会引起月经失调、不育、多囊卵巢综合征、妊娠糖尿病、流产等。另外，肥胖还可能会导致焦虑、抑郁、尿失禁、骨关节炎甚至肿瘤等疾病。因此，我们需要重视肥胖的预防与治疗。

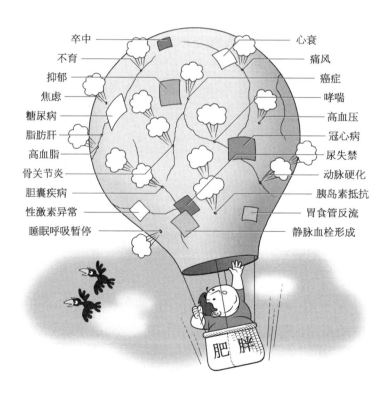

专家支招

当体重指数（BMI）≥24 就提示你已经超重了，为了防止超重进一步损害你的身体健康，应该制定科学健康的计划控制体重增长，包括科学的饮食计划和锻炼计划。

对于特殊人群，比如患有糖尿病或是心血管疾病的胖友，会有更加严格的体重控制要求，需要在医生的指导下通过生活方式、药物甚至是手术的方式控制体重，以防肥胖加重原有疾病，给身体带来更大的负担。

4. 肥胖对女性的影响有多大

生活实例

小美是在校大学生，一直是个微胖女孩。上学时她会有意做一些运动，体重也一直保持恒定，然而一个寒假过去体重竟然增长了 6 kg。除了变胖之外，小美发现竟然"大姨妈"也不来了，好担心自己是不是有严重疾病了。

很多女生都有这样的困扰，过了一个冬天，体重就像脱缰的野马，一去不复返。一不小心，自己已经踏入了胖友圈。

肥胖是世界卫生组织确定的十大慢性疾病之一，不仅仅会带来身体形态的改变，更重要的是会引起糖尿病、冠心病等慢性病发病率的增加。医学界将肥胖喻为"百病之王""癌症之首""万病之源"！而对于女性而言，肥胖除了会引起心血管、呼吸、消化系统疾病等以外，对女性还有特殊的影响和危害。

（1）肥胖女性易出现月经异常和不孕

肥胖可通过对下丘脑-垂体-卵巢轴的累积作用影响女性的生殖功能，引起排卵障碍及月经紊乱，即肥胖女性往往比非肥胖女性更容易发生月经异常及不孕。

（2）肥胖女性易患乳腺癌、卵巢癌和子宫内膜癌女性癌症的发生与体内的雌激素水平密切相关。除了卵巢可分泌雌激素外,脂肪组织也可以生成雌激素。肥胖女性的脂肪组织增多,雌激素生成也越多,因此,患乳腺癌、卵巢癌和子宫内膜癌的概率也就越大。

（3）肥胖女性易患骨关节病

肥胖加快了关节软骨的蜕变和丢失,并刺激骨刺的形成,导致骨性关节炎发生。研究显示,肥胖者骨性关节炎发病率为 12%～43%,远高于体重正常的人群。而在患有骨性关节炎的中年妇女中,65%可能是由肥胖引起的。

（4）肥胖女性怀孕后,发生妊娠合并症的可能性增大

肥胖女性怀孕后,发生妊娠高血压、妊娠糖尿病等妊娠合并症的概率会明显增加,其不仅会影响胎儿的正常发育,甚至会导致流产、难产、死胎等不良妊娠结局的发生。

（5）女性肥胖后,心理压力更大

女性的爱美之心要比男性强得多,肥胖可能会给她们心理上造成极大的压力,甚至出现自卑、

自闭和抑郁等情况。

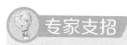

● 不要忽视月经周期改变：月经是身体健康和内分泌协调的"卫士"和"通讯员"，留心观察往往可以防患于未然。它可以及时提醒我们注意内分泌系统的功能是否正常，以便早发现、早解决存在的问题。

● 减肥应到正规医院或专业机构：脂肪组织对于女性内分泌平衡和生育是必须的，有一些药物对内分泌系统有一定的影响，经常有人在减肥后出现月经失调、妊娠后流产、肠功能紊乱，甚至长期腹泻，因此切不可自行购买减肥药物随意使用。

● 减重过快是不科学的：这可能会刺激脂肪细胞增生活跃，导致体重快速反弹。正确的减肥策略应该是循序渐进，稳步下降。

5. 孩子胖点可爱又健康吗

中国现在的爷爷奶奶们是经历过三年困难时期艰苦岁月的人群,饥饿的感觉就像烙印一样刻在了这一代人的心里,对饥饿的恐惧使得他们对脂肪有了特别的感情。所以,爷爷奶奶们经常说的一句话就是:宝宝太瘦了,要多吃点。"小胖墩"越来越多,大人们也不以为意,甚至认为这是身体健康的象征。小孩子胖点真的好吗?答案是否定的。

(1) 儿童肥胖会影响成年后的身体健康

儿童处于生长发育阶段,肥胖会对几乎所有器官系统产生不利影响,研究表明,14～19 岁出现超重或肥胖与多种全身性疾病导致的成人死亡率增加有关。《中国儿童肥胖报告》显示,与正常体重儿童相比,超重儿童成年后发生高血压的风险为 3.3 倍,发生高甘油三酯的风险为 2.6 倍,发生高密度脂蛋白胆固醇(HDL)偏低的风险为 3.2 倍。不仅如此,当这些肥胖儿童成年后,他们发生糖尿病的风险是之前正常体重儿童的 2.7 倍。与体重持续正常人群相比，儿童期至成年期持续肥胖的人群发生糖尿病的风险为 4.3 倍，发生代谢综合征的风险高达 9.5 倍。

（2）肥胖会导致儿童性早熟

性早熟是指男童在 9 岁前，女童在 8 岁前，呈现第二性征发育（男童睾丸和阴茎增大、女童乳房发育，身高增长速度突增，阴毛发育等）。性早熟病因复杂，肥胖是诱发儿童性早熟的重要原因之一，且女童更易发生。肥胖与性腺轴调控具有共同的神经内分泌因子，如肾上腺素、神经肽、瘦素等。瘦素是下丘脑-垂体-性腺轴启动青春期的允许因子，肥胖儿童体内瘦素水平高于正常儿童，对性早熟起到一定作用。性早熟危害包括身高和体重过快增长，骨骼成熟加速，骨骺提前融合，导致成年身高较矮。另一方面肥胖儿童会对自己身体变化焦虑不安，产生自卑感，导致自我评价降低。

（3）肥胖会损害儿童的心理健康

儿童肥胖引起的心理问题很常见，且会对智力及认知产生一定程度的影响。肥胖儿童常常因为外形或过早出现第二性征发育而感到自己与别的孩子不一样,学习、运动、交际能力可能偏低。有研究调查发现,肥胖儿童的心理问题包括烦躁易怒、穿衣不自信、过于担心自己的形象、害怕被人取笑、自我评价较低、有自卑感、不喜欢人际交往及户外运动等。

专家支招

　　儿童肥胖要尽早干预,主要方法是营养加运动调整。需要注意的是,儿童处在生长发育阶段,身高和体重同时进行性变化,肥胖的状态和程度也会变化,因此需要按时随访,及时调整方案。

6. 儿童肥胖的标准和成人一样吗

生活实例

　　李先生正在上初中的儿子在学校体检中发现

体重超标,因为听说肥胖对于儿童的身体健康和心理健康都有着极大的危害,于是全家人开始从饮食、运动等方面支持孩子减肥。可孩子正在长身体的关键阶段,营养跟不上怎么办?究竟该减到多少才合适呢?孩子减肥的标准和大人能一样吗?这些问题可愁坏了一家人。

儿童不是成人缩影,他具有成长性,因此对于儿童肥胖的诊断要与成人区别开。

(1)怎样的孩子属于"胖胖"

体重指数(BMI)是评价超重及肥胖的标准指标,BMI = 体重(kg)/身高(m)的平方。目前我国对儿童青少年重度肥胖还没有明确的标准,但已制定出 0～18 岁儿童青少年的 BMI 生长参照值及生长曲线,在此基础上进一步制定了我国 2～18 岁儿童超重、肥胖的 BMI 适宜界值点。国际上制定儿童超重、肥胖筛查 BMI 界值点常用百分位数法。根据《儿科学》(人民卫生出版社)的标准,儿童(＞2 岁)超重定义为 BMI 位于生长标准曲线的第 85 百分位数和第 95 百分位数之间（P85～P95），肥胖定义为 BMI 位于生长标准曲线的第 95 百分位数以上（＞P95）。具体如下表。

中国学龄儿童青少年超重、肥胖筛查 BMI 分类标准

年龄（岁）	男超重	男肥胖	女超重	女肥胖
7～8	17.4～19.2	＞19.2	17.2～18.9	＞18.9
8～9	18.1～20.3	＞20.3	18.1～19.9	＞19.9
9～10	18.9～21.4	＞21.4	19.0～21.0	＞21.0
10～11	19.6～22.5	＞22.5	20.0～22.1	＞22.1
11～12	20.3～23.6	＞23.6	21.1～23.3	＞23.3
12～13	21.0～24.7	＞24.7	21.9～24.5	＞24.5
13～14	21.9～25.7	＞25.7	22.6～25.6	＞25.6
14～15	22.6～26.4	＞26.4	23.0～26.3	＞26.3
15～16	23.1～26.9	＞26.9	23.4～26.9	＞26.9
16～17	23.5～27.4	＞27.4	23.7～27.4	＞27.4
17～18	23.8～27.8	＞27.8	23.8～27.7	＞27.7
18～	24.0～28.0	＞28.0	24.0～28.0	＞28.0

（2）警惕儿童继发性肥胖

根据此筛查标准可以筛查出儿童超重、肥胖

状态,但它不能代替临床诊断。在临床诊断中还应排除引起肥胖的其他原因,如遗传综合征(Bardet-Biedl 综合征,Cohen 综合征,Prader-Willi 综合征)、内分泌疾病(甲状腺功能减低,库欣病)、心理障碍(压抑,饮食紊乱)。引起继发性肥胖的原因有很多,并会导致比肥胖更为严重的后果,要提高警惕,早发现,早治疗。

专家支招

● 有研究发现,儿童在 1 岁前、5～6 岁,以及青春发育期这三个阶段容易出现肥胖,在这三个时期要定期给孩子测量身高体重,警惕肥胖的发生。

● 除了身高、体重外,孩子外形的变化也可帮助家长发现肥胖。比如说,有些小朋友因为体重增长过快,会在上胸部的两侧、下腹部、大腿、臀部的皮肤表面出现白色或紫色的条纹。

7. 你胖得单纯吗

生活实例

胖友小李最近有一个困扰的问题：他和同单位的小王一样的身高、体重，一起去做体检，小王体检一切健康，可小李却查出了脂肪肝，血糖、血脂、尿酸也高了。这是为什么呢？

肥胖看似简单，实际上却也有不同的类型。2021年，上海市第十人民医院的曲伸教授团队首次在国际上借用人工智能技术，将肥胖分为以下4个代谢亚型（肥胖症的 AIM 分型）。这些亚型分类，就解决了小李的困扰。

（1）亚型1——代谢健康型肥胖（MHO）

特征为血糖正常、胰岛素分泌轻微代偿、尿酸轻度升高。如果你是这类胖友，那不用太担心，真的就是单纯的胖和胖得单纯。当然，从长远来看，这类胖友的远期并发症还是比正常人高，依然需要科学减肥。

（2）亚型2——高代谢型肥胖-高尿酸亚型（HMO－U）

表现为血糖轻微增高、胰岛素中度代偿性分泌、尿酸显著增高。这类胖友高尿酸血症的发病风险很高哦！高尿酸血症时间长了，尿酸结晶就容易沉积在关节腔里，胖友们会发生关节疼痛，也就是痛风了！此外，女性胖友们还会出现雄激素水平增高，严重的会出现月经失调、痘痘狂发、身上毛毛增多。所以一定要引起重视！

（3）亚型3——高代谢型肥胖-高胰岛素亚型（HMO－I）

特征为血糖轻微增高、胰岛素分泌过度代偿、尿酸中度增高。

这类胖友多为年轻男性，有着严重的胰岛素抵抗，黑棘皮病发病率最高。黑棘皮病是什么？这可不是一般的皮肤病，而是身上的皮肤出现像黑色天鹅绒一样的，并且高出皮肤表面的黑色素沉着，最常见的部位是颈后、腋下、腹股沟区。黑棘皮病的发生往往与胰岛素抵抗密切相关。

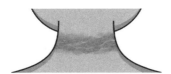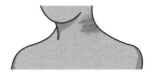

黑棘皮病的色素沉着

这类胖友的高胰岛素血症也最为严重,主要表现为血液中存在过高水平的胰岛素,让人非常想吃东西,如果没及时进食,就会出现低血糖反应。所以,有时候胖友们不是馋,而是患病了,只是不知道是什么病而已。

除此之外,这类胖友的肝脏也容易受损,出现肝脏纤维化。女性胖友还容易出现多囊卵巢综合征,简而言之就是出现雄激素增高、多毛、月经不规律、不排卵、不孕等症状。所以这类胖友一定要尽早寻求专业治疗,并且治疗的时候一定要注意改善胰岛素抵抗。

(4)亚型4——低代谢型肥胖(LMO)

特征是高血糖伴胰岛素分泌失代偿。

这类胖友常表现出中心性肥胖。中心性肥胖,通俗来讲,就是苹果形身材。这类胖友的脂肪

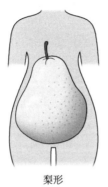
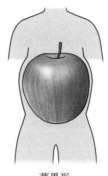

梨形　　　　　　苹果形

都囤积在腰部以上，而往往下肢纤细修长，即以内脏脂肪囤积为主，对健康危害很大。而相对于中心性肥胖的外周性肥胖，也就是通俗讲的梨形身材，这种肥胖脂肪主要囤积在臀部和大腿，腰腹部相对纤细。这类胖友以皮下脂肪囤积为主，对健康危害小。

此外，低代谢型肥胖者的血糖异常明显，糖尿病的风险最大。他们的血脂紊乱和动脉粥样硬化的发病率也是最高的，还容易出现蛋白尿。所以这类胖友在治疗的时候一定要注意修复胰岛 β 细胞功能，减少内脏脂肪迫在眉睫！

8. 怎样判断是不是真的胖

生活实例

　　一对在上海工作、生活7年的美国小夫妻,同为33岁,原本就体重"过人"的他们,在中华美食和便利生活的"滋养"下越发"珠圆玉润"了。妻子波姬身高163 cm,体重80 kg;丈夫迈克也不遑多让,180 cm的身高体重足有87 kg。夫妻俩的体重都超标,那两个人都达到肥胖标准了吗?

　　我们该如何判断自己是不是属于肥胖呢? 可以采用肥胖"三步法"来看看自己到底胖不胖。

　　(1) 第一步:算体重指数(BMI)

　　体重指数(BMI)=体重(kg)/身高(m)的平方。

　　依此我们可以计算出,妻子波姬虽然体重比丈夫迈克轻,但 BMI 达30.11,早已达到肥胖标准;而丈夫 BMI 为26.85,虽然已经超重但还未达到肥胖症的标准。

结果怎么看

体重指数	结果判断
BMI<18.5	消瘦
18.5≤BMI<24.0	正常
24.0≤BMI<28.0	超重
BMI≥28.0	肥胖

（2）第二步：测量腰围、臀围、颈围

规范的测量法比较复杂，自测可以如下操作。

量腰围找最细处，量臀围找最粗处，皮尺水平绕一圈，量完算算腰臀比（腰围/臀围）。颈围测量找喉结下方最细处，沿喉结下沿绕一圈。

结果怎么看

女性肥胖标准	男性肥胖标准
腰围≥85 cm	腰围≥90 cm
腰臀比>1.0	腰臀比>1.0
颈围>34.5 cm	颈围>38.5 cm

（3）第三步：体脂率和内脏脂肪测定

体脂含量是指体内脂肪的含量或脂肪重量占体重的比例，直接反映身体脂肪含量的多少，可初步评估体质脂肪成分的多少及分布。在我们需要减少的体重中，最主要的还是减少脂肪。因此，体脂含量是继体重、BMI 之后的又一关键指标。

那怎么测定我们的脂肪含量呢？

目前可用来测定脂肪含量的方法有很多：包括双能 X 线吸收法（DEXA）、超声、皮褶厚度法、水下称重系统法等。其中 DEXA 可较为准确地评估脂肪、肌肉、骨骼的含量及分布，是目前国际上公认的检测方法。如果你想知道自己的体脂含量，一定要去正规医院做。

结果怎么看

女性肥胖标准	男性肥胖标准
体脂含量≥30%	体脂含量≥25%

内脏脂肪与皮下脂肪（也就是我们平时可以摸得到的"肥肉"）不同，它围绕着人的脏器，主要存在于腹腔内。一定量的内脏脂肪其实是人体必

需的，因为内脏脂肪围绕着人的脏器，对人的内脏起着支撑、稳定和保护的作用。而内脏脂肪过度聚积是身体代谢紊乱的表现，长期内脏脂肪会导致高血脂、心脑血管疾病、身体器官功能下降等并发症。

内脏脂肪面积（VFA）可以直接显示内脏脂肪聚积，相比于体脂含量，VFA 可以为疾病预防和治疗提供更为准确的参考指标，也是诊断腹型肥胖的金标准。常用的方法有腹部 CT 和 MRI 检查，并且可同时测量皮下脂肪面积（SFA），从而较为精准地反映脂肪分布。

中国参考 WHO 标准将 VFA $\geqslant 80\ \mathrm{cm}^2$ 诊断为腹型肥胖。

波姬和迈克夫妻俩经医生建议都测了体脂和内脏脂肪，结果显示妻子的体脂含量为 31%，内脏脂肪面积却不到 $80\ \mathrm{cm}^2$，而丈夫的体脂含量为 25%，内脏脂肪面积却达 $90\ \mathrm{cm}^2$。丈夫虽然 BMI 以及体脂含量都低于妻子，但内脏脂肪面积的数值却很高，这表示丈夫更有可能患有代谢紊乱。由此可见，对于肥胖的诊断不能一刀切，要结合多个临床数据,并且还要注意肥胖相关并发症的评估,这对之后的治疗方案十分重要。

划重点

● BMI 是最常用来诊断肥胖的标准,但要注意:BMI 标准不适用于运动员等肌肉含量较高的人及孕妇。

● 对于太高或太矮的人不能只靠腰围判断是否肥胖。

● 对于内脏脂肪和皮下脂肪要齐头并减,不能只单纯减皮下脂肪。科研发现,内脏脂肪和皮下脂肪存在并发的关系,内脏脂肪很容易引发皮下脂肪增多,这就是很多肥胖人群通过减肥药剂等多种形式进行减肥,最后很容易反弹的根本原因。内脏脂肪不减,只减皮下脂肪相当于治标不治本,也是不健康的减肥方式。

9. 为什么减肥要坚持半年

因为疫情及工作学习压力大,小李这半年体重增长了 10 kg。变胖之后小李发现自己经常犯困,精力不如之前。咨询了网上的中医后,被建议减肥。小李加强运动并吃减肥餐,2 个月后果然效果显著,身体状况也改善很多。然后小李就松懈下来,没再坚持,结果短短 1 个月后体重竟然又回到从前。小李非常苦恼,难道之后的岁月都要这么艰苦减肥才行吗? 减肥究竟要坚持多久?

理想的减重持续时间是半年,半年之后只要保持正常的能量摄入和运动量就可以了。为什么是半年呢? 因为人体的脂肪细胞更新周期为 90～180 天。

(1) 3 个月让脂肪细胞焕然一新

我们身体细胞更新一次的周期是 90～180

天,每天都有新的细胞自然产生,同时也有细胞自然凋亡。脂肪是人体组织不可缺少的一部分,身体每年都在产生新脂肪细胞以取代那些自然凋亡的细胞,这说明我们的身体是严格控制脂肪细胞数量的。所以,你的脂肪其实就是身体组织的一部分,它不会因为外力的作用或者被动的运动而消失,坚持 3 个月,就可以让身体的脂肪细胞焕然一新。

(2)身体也会有"记忆"

身体对体形也是有记忆的,在脂肪细胞快速"瘦身"时,身体会自动启动保护系统防止脂肪快速流失,它会降低身体非正常消耗脂肪的速度。很多人每天吃得少、食欲不强,却瘦不到标准状态,甚至会出现当你有几天吃多了一点的时候,脂肪会首先堆积在原本减去的部位。这就是我们那么轻而易举就复胖的原因。

(3)再花 3 个月,让身体记住你的体形

很多曾经使用过减肥药的人、节食者或者身体患有疾病者,在减肥的第一个月是非常难以瘦下来的。如果你没有 90～180 天的减肥计划是很

难减下来的,在减到标准体重以后,我们还需要再花 3 个月的时间巩固,让你的身体记住你现在的体形。更重要的是,这个减肥的过程形成了身体脂肪细胞记忆的基础,你的体重才不容易反弹。

专家支招

　　如果你打算开始一场美丽计划,一场"瘦身"革命,请先给自己制订一个长期减重计划。"第一个 90～180 天"让你的细胞焕然一新,"再来一个 90～180 天"让你的身体记住你的健康体形。

10. 胖友为什么容易打瞌睡

生活实例

　　王先生今年 36 岁,近年来因为工作压力大、应酬多,经常饮食不规律不健康。近 3 年来体重进行性增加了 10 kg,目前身高 175 cm,体重

90 kg。近一段时间王先生时常觉得身体困重,容易打瞌睡,已经影响到了日常工作,严重时早上起来还会头痛。妻子也说他晚上经常打呼,扰得她白天也总是精神不济打瞌睡。这都是肥胖引起的吗?

(1) 肥胖导致嗜睡的原因

胖友爱打瞌睡,一方面是因为肥胖者的血脂、血黏稠度高,降低了血液带氧能力,从而导致脑部含氧量下降,容易出现疲倦的现象。另一方面,肥胖是鼾症或阻塞性睡眠呼吸暂停综合征的一个重要原因,而这些疾病都会造成疲劳嗜睡。

阻塞性睡眠呼吸暂停低通气综合征(OSAHS)是一种病因不明的睡眠呼吸疾病。其由于睡眠时反复发作的上呼吸道塌陷,引起呼吸暂停或低通气,伴有间歇性夜间低氧血症。OSAHS 的主要临床特征表现为睡眠中响亮鼾声、短暂气喘及持续 10 秒钟以上的呼吸暂停交替出现。呼吸暂停时产生窒息感觉并伴随身体运动,有时会突然惊醒,呼吸恢复后可再次入睡。患者日间常常感觉疲劳、嗜睡,严重者影响工作和生活,病程长者可出现焦虑、抑郁、易激惹以及性欲减退,增加高血压和心脑血管疾病的患病率。

(2)肥胖和阻塞性睡眠呼吸暂停综合征的关系

OSAHS多见于中年以后,体重超过标准20%的人群中有2/3的人患有OSAHS,而大多数的OSAHS患者有肥胖症,体重与该病的严重程度密切相关。

胖友由于脂肪堆积,其颈部相对于正常人来说比较粗短,上气道口径更小,同时气道比较松软,这些原因使得上气道容易闭陷。当呼吸气流通过狭窄的气道时,引起咽壁颤动,发出鼾声。患者发出的鼾声的大小与舌的位置有关,并受体位的影响,在仰卧位时软腭和舌根后坠,打鼾最容易发生,并且会与呼吸暂停交替出现。在睡眠时上气道狭窄可以导致OSAHS发生,同时不可避免地出现打鼾,大多数的患者在出现打鼾多年以后才会出现OSAHS。

(3)阻塞性睡眠呼吸暂停综合征的危害

OSAHS不是睡觉的时候打呼噜这么简单,

它会对患者的身体产生巨大的影响和危害。OSAHS可以导致一系列的病理生理变化和临床并发症,其中最常见的是睡眠时反复发生低氧血症以及高碳酸血症,严重的情况下可以使得血液的pH下降,这会对机体产生多方面的影响。首先,低氧会造成对大脑的损害,可以出现头晕,记忆力、定向力的减退,反应迟钝或者急躁;可能改变患者的性格,造成抑郁或易怒、思想不集中、幻觉;还可能导致性功能减退或阳痿等。低氧还可引起体循环血管收缩,导致高血压,引发肺血管收缩、肺动脉高压、右心室肥大、右心功能衰竭;迷走神经性心动过缓、心肌缺血,引发心绞痛、心律失常甚至猝死。此外,低氧还可引起红细胞增生、血液黏稠度增高,引发继发性红细胞增多症等。

专家支招

●首选减重:肥胖合并阻塞性睡眠呼吸暂停综合征患者首选的治疗方式是减重。应该控制饮食、戒烟、避免饮酒、增加运动,逐步减轻体重,目标是减轻体重的 10%。当沉积在上气道周围的脂肪减少后,上气道管径增大,可以有效改善症状,减少睡眠呼吸暂停的次数和时间。

● 睡觉体位:睡眠时应该避免仰卧位,调整睡眠体位以及枕头的高低以能维持上气道通畅为宜。

● 必要的时候可以吸氧,以解除低氧血症对大脑的损害。此外,对于严重的患者可以采用正压通气、口腔正畸以及矫正器治疗或手术治疗。

11. 防止体重反弹的十个妙计

　　减肥人士可能会注意到一个令人沮丧的现象:减去一定的体重并不是太难,但是减掉的体重常常很快又会反弹,甚至变本加厉,反弹的比减掉的更多。于是,减肥者不得不再去减肥,周而复始。如何防止反弹是减肥道路上的一大问题,这里教大家十个预防反弹的妙计。

(1) 养成每天称体重的习惯

虽然看到体重秤上的指针纹丝不动很让人沮丧,但它能起到提醒与警惕作用。体重只要稍有上升,就能及时节制、调整饮食生活,以防增重。据研究显示,每天称体重者的减肥成效,是不常称体重者的两倍。

(2) 计算和记录食物的能量

一般发胖的原因是能量摄取高于消耗量。了解食物的能量,计算、记录每天摄取的食物及能量,不但能作为追踪消耗量的依据,进食时亦能自我节制或选择性地摄取,还能养成健康的饮食习惯。

(3) 衡量食物分量

买个小秤称食物分量,在家时多使用它。如此不但能避免超量,且习惯后在外用餐时,亦能目测食物分量,以免过量摄取。

(4) 计划三餐饮食

三餐吃多少如果有个指标可循的话,那么能量的摄取就较为容易控制。虽然有时能量难免超过计划，但也不至于太离谱。

（5）少吃自助餐

尽量少吃自助餐，尤其不要去那些标榜无限量吃到饱的餐厅。若无法避免，盘子里尽量多放蔬菜水果类，仅留小空间放瘦肉或去皮鸡肉及全谷类，避免油炸食物。

（6）拒绝零食诱惑

减肥最忌零食、点心及含糖饮料。胖友外出用餐前先做好饮食控制，如先计划好要点的菜，或出门前先喝杯水，或饭前先喝汤水，填个半饱，以减少进食量。少逛西点面包店，避免太多诱惑。用完餐立即离开餐桌，不可边看电视边用餐，避免不知不觉中吃过量。

（7）多吃易饱胀的食物

能成功控制体重者，往往是持续采取易饱胀感饮食者。各类蔬果、全谷类、豆腐、瘦肉蛋白、蒟弱等，食后均能使胃产生饱胀感，从而减少进食量。当然需要提防高甜度水果的摄入。

（8）将乳制品列入饮食中

许多研究显示，每天饮用 3 份牛奶、优酪乳或乳酪,对减肥及消耗脂肪帮助大。对女性而言,乳制品还能提供钙质,强健骨骼。

(9)合理运动

建议减肥者每周运动3～5天、每次持续至少40分钟。阻力训练能增强肌肉,而肌肉代谢量为脂肪的8倍,即肌肉组织越多,越能消耗更多的能量。

(10)绝不放弃

减肥过程中难免会有一时放纵自己的行为,如多吃块蛋糕或来顿大餐等。而许多人会借故自暴自弃,放弃减肥,恢复原来不健康的饮食习惯。其实,犯个错没什么大不了,就算重蹈覆辙也不是世界末日,我们还是能随时回到正轨继续下去的,就是不可轻言放弃。

为了健康,为了维持得来不易的轻盈体态,请将维持健康体重视为生活的一部分,轻松愉快地去实践。不知不觉地,时间久了,自然会累积出理想的效果。

简单的科学减肥法

第二部分　吃动平衡，阳光生活

12. 哪些食物不宜吃

生活实例

　　王女士准备减肥，了解了食物能量的相关知识后，变得什么都不敢吃了。她觉得米饭是碳水化合物不能吃，肉有很多脂肪也不敢吃，还戒掉了一切零食和甜的水果，每天主要吃鸡胸肉和蔬菜沙拉。一段时间过去，她的体重是有所下降，但是整个人变得状态很差，容易疲倦、脸色发黄。而且每天都非常饿，很难坚持，偶尔克制不住吃了"不该吃"的东西，就觉得非常有负罪感，情绪经常很低落。王女士意识到自己的减肥方法可能有一些问题，那么减重到底有哪些东西是真的不宜吃的，哪些东西是可以吃的呢？

食物，其实没有"不能吃"一说，但是有些食物在减肥期间不建议吃，就像不同的衣服适合不同的场合一样。对减肥中的胖友来说，有些食物适合天天吃、经常吃，而以下这些食物只适合偶尔品尝。

（1）加工食品：高盐、高脂肪、高能量

香肠、腌肉、薯片、方便面等，属于这类"一定要少吃"食物。薯片及方便面等在制作时均经过油炸，能量、脂肪含量都很高。1小包薯条含有约220 kcal（1 kcal≈4.18 kJ）能量和12 g脂肪。

（2）含糖饮料：高糖分，让你甜蜜地胖起来

这类食物包括碳酸饮料、乳制品饮料、含糖咖啡及果汁等。果汁等含糖饮料在加工过程中会导致部分营养流失，而且还添加了大量的精制糖，而精制糖正是引起肥胖的主要原因之一。

（3）高脂酱料：否则吃蔬菜也会"胖"起来

千岛沙拉酱、奶香沙拉酱、火锅麻酱料，这些酱料的高能量常常被减肥者忽视。要知道，每2

小匙沙拉酱约有 137 kcal 的能量,脂肪含量高达 14.2 g。所以拌蔬菜沙拉时,可选择油醋汁或者低卡沙拉汁。

(4)坚果类:控制不好量,可先舍去

花生、瓜子、开心果、腰果等坚果是非常有营养的食物,缺点是油脂多、能量高,减肥期间不建议食用。而在减肥维持期,可以少量食用。

(5)酒精类:让你不知不觉地就吃多了

啤酒、白酒、红酒、含酒精饮料等,这些酒本身能量并不算高,但喝酒时会摄入较多的其他食物,使你不知不觉地摄入过多能量。所以,减肥期不建议饮酒。

(6)其他:高脂肪、高胆固醇

肉汤、肉皮、排骨、五花肉等,也要暂时控制。很多人知道不吃肥肉,但是带筋膜的排骨其实能量也很高。肉皮、肥肉等食物中的动物性脂肪含量较高,且多是对人体无益处的饱和脂肪酸,容易造成人体脂肪过量堆积,加重肥胖。

专家支招

　　减肥时在控制三餐总能量摄入的情况下,也要保证均衡的营养摄入。碳水化合物、蛋白质和脂肪都是人体必需的三大营养素。缺乏其中任意一个都将引起健康问题。同时,单纯靠节食减肥容易反弹,应该结合运动等其他生活方式的调整。

13. 不吃晚饭是减肥的好办法吗

 生活实例

　　小李减肥有一段时间了,但是却没有明显的体重下降。和医生交流过后,发现小李的减肥方式是不吃晚饭。但是经常因为晚上太饿了,就会吃宵夜,并且宵夜往往是烧烤、小龙虾、炸鸡、可乐等。小李辩解道:"宵夜我也没有吃很多啊!已经很克制了,就是解解馋,不然实在饿得受不了。"那么不吃晚餐可以减肥吗？我们该如何合理安排三餐时间呢？

首先，不吃晚餐确实可以减肥，并且这是很多减肥人士一开始选的方法。但是不吃晚饭这种方式是科学减重不建议的。因为完全不吃晚饭，到睡前的这么长一段时间里，很容易因为饥饿而进食宵夜。而宵夜经常是油炸烧烤食物，能量高，睡前吃东西还会影响睡眠，推迟入睡时间。再者，我们反复提醒单纯节食减肥是容易反弹的，也不容易坚持。因此，不推荐将不吃晚餐作为减肥手段。

科学减重要求三餐规律，定时定量饮食。每个人生活节奏不一样，7 点起床和 9 点起床的人三餐时间肯定不一样。因此三餐时间安排不是每个人到了 7 点、12 点、17 点就要吃饭，而是根据个人情况每天都在差不多的时间点进食，保持规律即可。科学减重推荐的是在每天定时进食的基础上，减少每餐进食的量，并且晚上 8 点之后不吃东西。

14. 节食减肥成功,可身体为什么变差了

生活实例

小张今年 16 岁,身高 160 cm,正是爱美的年纪。身材匀称的她觉得自己太胖了,于是开始节食减肥,每天只吃一个小面包。虽然每天都很饿,人也没什么精神,但是她坚持了下来,体重很快就减到了 40 kg。同学们发现小张总是脸色蜡黄,而且因为经常掉发,头发发黄稀少。更重要的是,她一场小感冒也要很久才能痊愈,规律的月经也突然停止了,医生说这是过度节食的后果。

一些自认为身体肥胖的青春期少女,为了让自己尽快苗条起来,开始严格地限制自己的饮食,结果在短时间内体重确实下降很快,但却出现这样那样的健康问题。过度节食减肥会导致身体缺少必要的营养,引起体内激素水平的改变和免疫力下降等问题,进而导致毛囊生长周期缩短,很多

头发提前"退休"掉落，因此头发变得越来越稀薄。并且因为自身营养不够，头发分到的营养也不够，乌黑亮丽的头发就可能变得毛躁干枯发黄。过度节食减肥还可能导致每月准时的月经不辞而别，这就需要花费很大的精力和财力进行药物治疗才能逐渐恢复。

根据临床观察，在一年之内体重突然减少5 kg以上或体重减轻10%以上的女性，一向规律的月经往往会突然发生变化甚至闭经。还有些减肥者表现为先发生闭经然后才出现体重下降。这些往往也是神经性厌食的临床表现。

为什么过度减肥会引起闭经呢？原来人大脑内有一个下丘脑，其中存在着饿感中枢和饱感中枢。另外，下丘脑还具有分泌一种叫做促黄体生成素释放激素的作用。这种激素能刺激垂体分泌黄体生成素和卵泡刺激素，后两种激素能刺激睾丸或者卵巢发育，对月经来潮和精子、卵子的生成意义重大。内分泌专家把这个系统称为下丘脑-垂体-性腺轴，这个轴上面还受大脑调控。当人发生厌食或主观上强制性要求减少进食时，全身营养状况恶化,体重下降,大脑皮质就会发生功能紊乱。当进一步节食,就会影响下丘脑-垂体-性腺轴功能,黄体生成素和卵泡刺激素分泌不足,卵巢分泌的雌激素和孕激素也减少,就会发生闭经。

划重点

这种闭经患者大多数可以通过消除诱因而恢复体重,并使用促排卵药物治疗而得以康复,其中恢复体重往往是关键。有人观察,当少女体重恢复到标准体重的 85% 以上时,月经往往会自行恢复。但是闭经时间越长,治愈的概率就越少。因此,为了长久的身体健康,不要盲目短期内节食减肥。

15. 如何挑选花样繁多的减肥食物

 生活实例

王女士经历了"什么都不敢吃"的减肥导致营

养不良之后，开始研究各种减肥食谱。她发现目前有各种各样的减肥食谱，什么高蛋白饮食、低碳水饮食、生酮饮食、间歇能量限制饮食、低血糖指数饮食、地中海饮食，等等。还有许多明星宣传他们的减肥食谱，什么轻断食、焖菜，还有许许多多代餐，看起来十分令人心动。她一时挑花了眼，不知道该如何搭配健康营养的减重食谱。那么科学减重该如何合理搭配营养呢？

减肥首选的饮食应该是高营养低能量食物。在限能量饮食原则下，减肥食品应该是高优质蛋白、适量的糖类和限制脂肪的食物。

减肥者应主要选择蔬菜类、水果类、豆制品类食物，适量选择蛋类、奶类、粮食类食物，少食用油脂类食物。减肥者每餐的食物分量：主食类、蛋白质和肉类各占餐盘的 25%，而蔬菜和水果则占全部分量的 50%。

（1）优质蛋白质：从食物中摄取优质蛋白质。肉类可以按照鱼虾、鸡肉、牛羊肉、猪肉的顺序选择。脱脂奶、大豆制品等食品也富含蛋白质。另外,兔肉含有的脂肪极低,能量也低,可以作为减肥者选用的肉类食物。

（2）粮食类:可以粗细搭配。每天选用一些玉米面、燕麦、荞麦、小米,既能饱腹,能量又少,可以适量选用。现代营养研究表明,白薯具有减肥功效,是健美轻身的良好食品,食用时应将它代替部分主食,这样可以发挥减肥的功效。

（3）蔬菜类:多数蔬菜含水量高,而脂肪、蛋白质低,糖的含量不高,产能量较低。如:黄瓜、冬瓜、角瓜、海带、萝卜、菠菜、油菜等含水多的蔬菜,大多有利于减肥。但是,毛豆、黄豆、蚕豆、胡萝卜、蒜苗等都属于能量较高的蔬菜,食用时应当注意不要摄入太多。还有,土豆、山药、粉条、芋头等含淀粉量高的蔬菜,食用时应注意减少主食的摄入。

（4）水果类:水果相比蔬菜含糖量和能量较高,但是比主食、肉类所含的能量就低得多。可选用柚子、柠檬、草莓、苹果、西瓜、桃、橙子等水果。但是,柿子、香蕉、红枣、荔枝、榴莲等含糖量高的水果需要限制摄入。

（5）烹调用油:应尽量选用植物油,少用或不用动物油。食盐量也须进行限制,以减少心脏、肾脏的负担。

16. 多吃膳食纤维有助于减肥吗

生活中经常能听到"多吃膳食纤维,促进胃肠蠕动"这一类说法。那么膳食纤维对减肥有帮助吗,减肥人士需要多吃膳食纤维吗?

膳食纤维是一种多糖,它不同于淀粉,是一种不能被胃肠道消化吸收的多糖。因而膳食纤维不能产生能量,反而在肠道内发挥着"清道夫"的作用。人体虽不能直接利用膳食纤维,但膳食纤维仍可在维持人体健康方面发挥一定的生理作用。

(1)膳食纤维能增加口腔的咀嚼,刺激唾液的分泌,可促进肠道蠕动,增加大便的体积和重量,软化大便,改善便秘。

(2)膳食纤维可缩短食物通过肠道的时间,从而减少大便内致癌物与肠道接触的时间。

(3)膳食纤维可影响肠道内细菌代谢。

(4)膳食纤维能调节脂质代谢,增加脂肪排出,降低血浆胆固醇,增加胆汁酸分泌。

(5)膳食纤维可延缓糖类的吸收,降低餐后血糖水平。

(6)增加饮食中膳食纤维的含量,可延缓胃排空时间,可使人容易产生饱腹感,从而减少能量摄入,利于肥胖的预防和治疗等。

通常在减肥的初期,体重下降比较快,这并不都是脂肪的减少,有很大一部分是体内水分的减少所致。而大肠具有将水分回收到体内的作用。当体内水分减少时,大肠将从肠道内正在形成的大便中吸收更多的水分回收体内,从而造成大便干燥,进而形成便秘。但如果我们能同时适当补充膳食纤维,食用绿叶蔬菜、芹菜等含高纤维的食物,则有助于锁住大便中的水分,使大便的体积增加而更容易排出,从而避免或减轻便秘。

但应注意的是,进食大量膳食纤维可引起胀气,增加大便中甲烷和脂肪的排出量,降低钙、镁、锌、磷的吸收率,也可影响血清铁和叶酸的含量。所以食物中膳食纤维的含量也不是越多越好,而是适量为宜。

17. 减肥时如何正确使用代餐

减肥通常被胖友视为"一生的革命事业"。减肥过程中首要的就是管住嘴，然而对于热爱美食的胖友而言，难以忍受的饥饿感往往是"革命事业"功亏一篑的重要原因。这时，"代餐"就进入了减肥大军的视野——据说代餐多吃不胖，可谓是减肥者的福音。你知道如何正确使用代餐吗？

（1）代餐为什么可以减肥

代餐，取其字义就是取代部分或全部正餐的一类食品。特定配方的代餐是营养治疗中非常重要的措施，代餐就是营养医师的"药"。研究显示，营养治疗中使用代餐，可以显著提高肥胖症、糖尿病、妊娠糖尿病、肾病等疾病的治疗效果。

常见的代餐粉、代餐棒、代餐奶昔、代餐汤等，无论形式怎样变化，代餐食品都有营养均衡、低能量、易饱腹、食用方便的特点。因而，使用代餐能够减少能量摄入，从而达到减轻体重的目的。

代餐为何会给人以强烈的饱腹感呢？一是代

餐含有丰富的可溶性膳食纤维,能够延长胃的消化时间,从而产生饱腹感并推迟饥饿感的到来。二是代餐本身遇水能够膨胀,也会产生很强的饱腹感。

（2）怎样制定合理的代餐计划

代餐所含的供能物质（糖、蛋白质等）是非常低的,通常每餐只提供 150～500 kcal 的能量,如果长时间只食用代餐,很可能造成能量过低,导致你的工作效率、生活质量下降。所以,代餐最好是在餐前半小时食用,或是在进餐时代替一部分主食,这样既可以减少正餐时能量的摄入,又可以通过正餐补足代餐缺乏的营养素。

具体来说,代餐计划可分为两大类:完全替代和部分替代。

完全替代,即一日三餐全部使用代餐食品来取代常规食物,能够最有效、准确地控制每天总能量的摄入,达到快速减肥的目的。但是,这种方法不适合长期使用。因为我们不可能一辈子一日三餐都只吃代餐食品,显然,它也并没有帮助你改变以往的饮食结构和饮食习惯。一旦你停止食用代餐食品,恢复正常饮食,那体重可能又会反弹回来,甚至比以前更胖。

　　部分替代,则是使用代餐食品替代一天中的一餐或两餐。一般从替代两餐开始,较快地达到控制每天总能量的摄入和减肥的目的。也可以自己决定一天中的哪一餐不使用代餐而是正常饮食,并在这个过程中学习选择健康食物,掌握高蛋白质低碳水化合物的饮食搭配原则,并学会控制饮食的分量。

划重点

　　●代餐并不能完全长期替代正常饮食,也不能完全提供人体所需的营养,只能作为辅助手段帮助增加饱腹感。

　　●代餐计划作为一种减肥方法,只能做到整体减重,而塑形还需依靠特定的运动方法才能做到。

18. 糖和脂肪哪个更易致胖

生活实例

2016年,日本减肥名人桐山秀树因心脏衰竭,在东京一家餐厅内猝死,终年61岁。桐山秀树以戒除一切糖类的减肥法而出名,也就是说,除了不吃甜食以外,他连主食也不吃。虽然他的亲友都否认其死亡与不吃主食有关,但这次意外让他的粉丝们重新关注不吃主食对身体的影响。也有一部分人认为脂肪才是肥胖罪恶之源,那究竟什么是对的呢?

(1) 糖和脂肪谁才是"元凶"

为了探明到底是糖类(碳水化合物)还是脂肪造成了普遍的肥胖现象,科学家对小鼠做了一组试验:给小鼠单独的高糖或高脂,发现都不一定会导致小鼠肥胖。可是如果把两者结合起来,发现小鼠对糖和脂肪混合物完全没有抵抗力,尤其是当它们碰到糖油比约为 1：1 时，就会吃不停嘴。

为什么单独吃糖或者脂肪都没有任何问题，可将它们混合在一起，就会像开启了潘多拉魔盒一样，让人越吃越胖呢？科学家认为，这可能是因为，糖和脂肪的这种混合物，并不是天生存在于大自然中，而是属于人工制造的精加工组合，这让大脑接收到愉悦感比单独吃糖或者是脂肪都更强烈。

（2）为了避免肥胖是否应该长期不吃糖类

实际上糖类（碳水化合物）是人体必需的营养素之一，它的作用是蛋白质、脂肪所不能完全代替的。糖类摄入太少，导致葡萄糖功能不足，引起头晕、乏力、记忆力下降、注意力不集中、嗜睡等精神症状。糖类摄入过少，身体除消耗小部分脂肪外，会分解蛋白质，造成肌肉分解、水分流失。其实，医学界一向不主张戒主食减肥法。糖类并不是发胖的根源，而控制摄入食物的总能量、增加运动、选择适合于人体的糖类食物才是避免肥胖的关键。

（3）为什么说低碳水化合物饮食最符合自然

低碳水化合物饮食（LCD）是指通过减少或限制碳水化合物的摄入，相应地提高蛋白质和（或）脂类的摄入量，以缓解、控制或预防疾病的一种饮食结构。早在旧石器时代，人类原始的饮食结构就以蔬菜、水果及肉类为主，可以说 LCD 是最符合人类自然的饮食习惯，其要求碳水化合物占每日摄入总能量的 45% 以下，目前主要适用于肥胖或超重、难治性癫痫、糖尿病、慢性阻塞性肺疾病、代谢综合征人群。

 19. 轻断食和辟谷一样吗

《庄子·逍遥游》载："藐姑射之山，有神人居焉。肌肤若冰雪，绰约若处子，不食五谷，吸风饮露，乘云气，御飞龙，而游乎四海之外……"藐姑射之神人，无须五谷等食物，只需饮食风露。我们的祖先在中医理论基础上发明了"辟谷"的养生方法，可见饮食控制疗法自古有之。那么，如今风靡胖友圈的轻断食又是什么呢？

轻断食模式,也称间歇式断食,它是一类采用 5+2 模式限制饮食的膳食模式,即 1 周中 5 天相对正常进食,其他 2 天(非连续)则只摄取正常摄入量的 1/4 能量(女性约 500 kcal/d,男性约 600 kcal/d)。有研究表明,轻断食饮食方式对人体具有减肥减重、调节血糖血脂、改善胰岛素敏感性等积极影响。

　　那么,如何科学地进行轻断食呢?

　　(1) 挑选不连续的两天进行轻断食。临床证明,在周一、周四运用轻断食减肥法效果较佳。

　　(2) 记录自己的体重、BMI、腰围、血糖指数等。经常查看自己的进展,其间如有严重不适,应及时咨询医师等相关专业人士。

　　(3) 将日常食物分为六大类:谷薯类、蔬菜类、水果类、禽肉蛋类、豆乳类、油脂类。最好断食日也能保证食物的多样化,同类的食物中可以进行相互替换,但需保证总能量摄入不超过限定能量。

　　(4) 轻断食日选择含优质蛋白质及低升糖指数食物。优质蛋白质与脂肪消耗及糖类代谢有关,所以想减肥的人一定要补充足够的蛋白质,如鸡蛋、鸡胸肉、豆腐、豆浆等,以增加饱足感,从而吃相对较少的淀粉。主食方面,建议选择"低升糖指数(GI)"的食物,比如全麦吐司、荞麦面、红薯等。这一类食物虽然看起来都属于淀粉类,但吃进身体后消化速度慢,可避免血糖上升太快,且不容易有饥饿感。一整天中缓缓地释放能量,又不会累积脂肪,有助于减重。

（5）相对正常进食的 5 天中,每天应计算摄入的能量。所谓正常进食,并非暴饮暴食,可根据以下计算公式来计算每天所需能量:每天能量摄入＝（身高－105）×20 kcal。

轻断食一日食谱参考

	食　　谱
早餐	2 杯小的低脂/脱脂牛奶＋1 个鸡蛋,保证足量的蛋白质
午餐	不吃主食,只吃 200 g 水果
晚餐	50 g 米饭/200 g 薯类＋250 g 蔬菜＋50 g 瘦肉

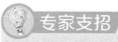
专家支招

　　符合以下任一条件的人都请不要盲目尝试轻断食，或者需在医生的指导下尝试。

- BMI 接近或低于 18 者；
- 孕妇；
- 未成年人；
- 低血糖、低血压患者，糖尿病患者；
- 尝试轻断食后感觉疲倦或者昏厥者；
- 尝试轻断食后女性月经不调、肤色黯黄者；
- 尝试轻断食后反而变胖者；
- 胃病或消化道疾病患者；
- 其他疾病患者。

20. 体脂率越低越好吗

生活实例

　　随着减肥逐渐成为一种风尚，大家都越来越

熟悉一个词——"体脂率"。王女士最近办了一张健身房的卡,希望能够锻炼身体,教练先带她评估了一下身体状况,包括 BMI、体脂率等。结果出来后,教练表示她的体脂率超标了。王女士疑惑了,体脂率是什么呢?体脂率超标对身体有损害,那体脂率是不是越低越好呢?

体脂率是指人体内脂肪重量在人体总体重中所占的比例,又称体脂含量、体脂百分数,它反映人体内脂肪含量的多少。体脂率与多种心脑血管疾病的发生有极强的关联性,对于多种疾病预测有重要意义。由于体重及 BMI 在适用人群和临床诊断治疗方面存在一定局限性,近些年来体脂率这一概念越来越多地应用于人们的生活。

目前没有规范的对于中国人群的体脂率正常的参考标准,比较常用的标准是男性成年人15%～18%,女性成年人 25%～28%,而判断肥胖的临界点为男性体脂率＞25%,女性体脂率＞30%。

人体机能活动不同,内在结构成分也各不相

同,各个成分之间要有一定的比例,才能维持正常的生理机能。机体各成分之间稳定,那么机体就表现出良好的生理状态,一旦内在成分比例失调,破坏了正常生理机能水平,内在的平衡被打破,就会影响人体的正常发育和健康。所以体脂率并不是越低越好。没有了脂肪的参与,有可能会影响体内脂溶性维生素(维生素 A、维生素 D、维生素 E、维生素 K)的吸收。而且机体内容易产生更多的酮体,这对糖尿病患者来说,容易增加酮症的发生。此外,对于女性,体脂率过低容易影响体内的内分泌系统,增加月经不调甚至提前闭经的危险。

　　脂肪具有储存和供给能量的作用,是人体重要的组成部分。有保持人体体温、固定内脏的作用,同时有润滑皮肤、促进脂溶性维生素吸收的功效。不应盲目从众,一味追求极低的体脂率反而会损害身体健康。想要更准确地了解自己的脂肪含量等信息,可以去专业的医院进行人体成分分析,让你更好地了解自己的健康状况。

第二部分　吃动平衡,阳光生活

21. 那么努力运动了为什么不见效

生活实例

　　都说减肥要"管住嘴,迈开腿",打算减肥的小周开始跑步减肥。一个月过去了,小周的鞋子跑废了一双,双腿膝盖都隐隐作痛,但体重却变化不大。他对运动减肥大失所望,但不甘心就此放弃,于是想咨询减肥运动指导,为什么自己那么努力运动了还不见效,到底是减肥方法有误还是运动方式不正确?

　　运动是减肥的有效手段之一,但这点在不少胖友身上并不见效,或效果不满意,有人因此责怪运动对减肥"没用"。其实,运动减肥效果不佳的原因并不那么简单,减肥失败的常见原因包括不能坚持,"三天打鱼两天晒网";运动项目不合适;没有配合饮食等其他生活方式调整等。那么如何选择适合自己的运动呢?

（1）根据自己的身体条件选择运动项目。首先,应先去医院检查身体,明确有无心脑血管疾病,有无糖尿病,有无严重的骨质疏松,并了解肺、肝、肾等脏器的功能状况,明确自己是否能够参加减肥运动,以及能参加哪种减肥运动,做到心中有数。在获得医师的同意后,还应先进行 2 周的运动前的轻度准备活动,循序渐进,以使身体逐步适应。

（2）根据肥胖程度选择运动项目。轻度肥胖者,若体质较好,可进行大运动量或较长时间的锻炼;明显肥胖或体质差的,可选择小运动量或短时间的运动,在逐步适应且身体状况好转后,再考虑增加运动量。

（3）根据自己的爱好选择运动项目。减肥运动应强调调动和发挥减肥者的运动兴趣,使其愿意并能长期坚持,这样可收到好的减肥效果。如果伴有任何的强迫或厌烦,都容易造成减肥运动的中断或减肥效果不佳。

（4）根据周围环境条件选择运动项目。靠水者游泳,靠山者登山,住高楼者爬楼等,人们自然会作出这些方便的选择。

需要明确的是,并不是所有运动都能达到促进健康的目的,对肥胖者而言,也不是所有运动都能达到减肥的效果。对人体来说,最科学、最有效的运动方式是低强度、长时间、不间断、有节奏的有氧运动。

22. 胖友适合长时间跑步吗

生活实例

吴先生今年 30 岁,但他不仅体重严重超标,并且年纪轻轻就有"三高",于是在亲朋好友的劝说下准备减肥。当他开始锻炼起来,却发现运动也不是简单的动起来。有人说他太胖了,不能跑步;有人说他每天只运动半小时,没有用的,运动时间要尽量长……吴先生一筹莫展,不知道谁说得对。

有氧运动时间是不是越长越好? 答案是否定的。

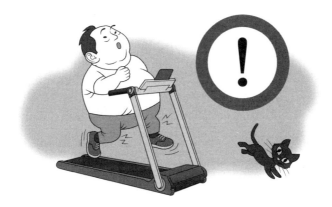

　　超重及肥胖者应每天累计运动 30 分钟以上，每周共 150 分钟，逐渐增加至每天 60 分钟，每周 300 分钟。因为每天运动 60 分钟以内就能很好地消耗一定的脂肪。原则上一次性持续运动不建议超过 1 小时。尤其是 40 岁以上的人，因为一次性运动超过 30 分钟对关节不利，这时可以分成 2～3 个时间段来进行运动，也能达到同样的效果。

　　太胖了，不适合跑步吗？是的！

　　对于 BMI 大于 28 的肥胖者而言，应尽量减少长时间的跑步。因为在跑步等运动中，膝关节受到的冲击可以达到身体重量的 2～8 倍，由于超重者的体重基数大，膝关节冲击更是远高于正常体重者。其次，肥胖者在跑步过程中感觉膝盖或者脚踝不舒服,如膝盖酸胀、疼痛等,建议立即停止,并选择其他有氧运动来减肥。

前面已经说过,最科学、最有效的运动方式是低强度、长时间、不间断、有节奏的有氧运动。因此高强度、未经热身准备、盲目追求运动的量或时长、选择运动项目本身不适合肥胖人群等运动习惯是不可取的。应根据自己的身体条件选择运动项目;因人而异,根据肥胖程度选择运动项目;兴趣是最大动力,根据自己的爱好选择运动项目;因地制宜,根据周围环境条件选择运动项目。

23. 为什么缺觉也会减肥失败

生活实例

小郑因为肥胖,已经开始减肥1个月了,但体重似乎没有什么明显的改善。他详细地和代谢减重医生描述了他的情况。原来小郑是个"夜猫子"。因为白天工作忙,他觉得只有晚上下班回到家才是自己的时间。和很多年轻人一样,他喜欢打游戏、看电影，经常看到凌晨 1 点多，因为第二天还有工作才不得不去睡。妈妈说，小郑睡眠质量差，睡觉的时候经常打呼，他自己则经常感觉第二天醒来很疲倦。医生说，小郑减肥失败和缺少正常睡眠有关。

那么睡眠和肥胖有什么关系呢，科学减重应该养成什么样的睡眠方式？

缺乏睡眠会影响人体的正常代谢，增加皮质醇的分泌。长期熬夜可能使身体一直处于高皮质醇的环境中。而皮质醇会增加细胞对胰岛素的抗性，使身体无法很好利用血液中的葡萄糖，增加脂肪的积累，从而导致发胖。同时熬夜会增加人们要吃宵夜的欲望，额外摄入了能量，用脂肪的形式储存下来。因此减重人群应尽量避免熬夜。

不熬夜不代表就是睡得早。决定熬夜与否的因素，包括是否符合个人生物钟规律以及是否有充足的睡眠时间。如果因为工作或者客观原因偶尔无法保证睡眠，可以通过在睡觉时维持黑暗环境等方式保证睡眠质量，也可以找时间多打盹。

良好睡眠方式的最好评估方法就是自己一觉起来精神饱满,身体充满活力。

不仅睡眠影响肥胖,肥胖也影响睡眠。严重肥胖可能导致肥胖低通气综合征,白天多有嗜睡、疲乏、呼吸急促、头痛、抑郁等表现,夜间睡眠期间大声且频繁地打鼾并呼吸暂停。积极有效的治疗可以明显改善这些症状、提高胖友的生活质量;如不积极治疗,长期的缺乏睡眠和低氧会引起严重的代谢紊乱和心脑血管疾病。

24. "不开心""懒得动"怎么办

 生活实例

大家可能没注意到,胖友中存在心理障碍的人不少。特别是青春期肥胖的青少年,往往都有"小胖墩""胖妞""肥仔"等外号,让他们很不开心。小钱就是这样的,他 15 岁,身高 160 cm,体重 80 kg,性格内向,不爱说话,和同学的关系也很一般。经过多次减肥又反弹,他逐渐失去了减肥成功的信心。这样一来，小钱更加自卑，时常陷入抑郁的情绪中，甚至不愿意和父母朋友交流。

肥胖导致最常见的心理障碍是消沉心理，当胖友多次减肥遭遇挫折时，会觉得减肥太艰难，丧失信心，甚至陷入意志消沉状态任其发展。他们的心境逐渐压抑孤僻，懒于外出，疏于活动，如果再受到社会及周围人群的歧视、排斥，那么心理压力便会越来越大，从而形成恶性循环。据报道，肥胖人群普遍有较高的焦虑和抑郁感。相对于一般人群中 7%～10% 的中到重度抑郁情绪的比例，胖友中到重度抑郁情绪发生的比例是 20% 以上，是普通人群的 2～3 倍。

抑郁症与肥胖症之间存在相互影响、共同途径甚至互为因果的关系。抑郁症与肥胖症共病的病理机制复杂，不良的生活饮食习惯可促进机体进食更多的高热量食物，从整体上形成恶性循环。瘦素、炎症因子、神经系统结构和功能异常及肠道微生物群比例的改变也在抑郁症与肥胖共病中起重要作用，并与上述各部分内容有相互作用关系。

抑郁症患者合并肥胖和肥胖患者伴随抑郁症状，均严重影响这两类人群的生活质量及生存率。肥胖会导致自卑和社会孤立，这些都是已知的导致抑郁的因素。肥胖者也会发现自己受到排斥和歧视，使日常活动和社交活动受限，甚至有社交恐惧，拒绝与社会接触，从而影响其生活质量。而患有抑郁症的人更有可能暴饮暴食或久坐不动，更容易发生肥胖。

那么胖友出现抑郁怎么办？

首先要去正规医疗单位的减重中心进行综合评估，制定科学合理的减重方法及心理干预措施，根据不同状况采取不同减重方法，对达到手术标准的肥胖患者，及时给予手术治疗。一项针对减肥手术的研究发现，肥胖患者体重减轻的同时也摆脱了抑郁症，术后一年患者多余体重下降约77%，抑郁症状也随之减少18%。年轻人、女性和减肥效果更好的人，抑郁症状缓解更明显。

此外可以寻求心理科或精神科医生的帮助，通过谈话或药物治疗改善抑郁情绪，更好地应对压力和焦虑。

第三部分　药物减肥那些事

25. 哪些人适合药物减肥

生活实例

　　张女士今年 45 岁,近十年来体重一直不断上升,十年间体重从 60 kg 增加到了 90 kg。这不仅使她的外貌形象有所影响,性格也变得越来越自卑。近年来,她血糖、血脂、血压等各项指标更是开始攀升。最近,张女士听说小区的胖友李女士去医院看了一下,医生给她开了几种减肥的药物,已经瘦了好多。张女士听了很是心动,不知道自己是否可以使用减肥药。

　　肥胖主要包括 3 个特征:脂肪细胞的数量增

多、体脂分布的失调以及局部脂肪沉积。近30年来，肥胖症的患病率明显增长，已成为全球共同面临的重大公共卫生危机。据世界卫生组织（WHO）统计，1975年以来，世界肥胖人数已增长近3倍。2016年，超过19亿成年人超重，其中超过6.5亿人被诊断为临床肥胖。目前我国的肥胖形势也非常严峻，《中国居民营养与慢性病状况报告（2020年）》显示，城乡各年龄组居民超重肥胖率继续上升，有超过一半的成年居民超重或肥胖，6～17岁、6岁以下儿童青少年超重肥胖率分别达到19%和10.4%。

由于肥胖的异质性和复杂性，肥胖症在每个患者身上的表现方式并不相同，需要像其他复杂慢性疾病一样，用个性化的方法来匹配每个患者的治疗模式和长期支持。据研究，肥胖症患者体重减轻5%～15%或更多，可以显著改善高血压、血脂异常、非酒精性脂肪肝、2型糖尿病患者的血糖控制，降低2型糖尿病和心血管并发症的发生率。

临床上采用体重指数（BMI）作为判断肥胖的常用简易指标。在中国，BMI≥28定义为肥胖，BMI介于24～28定义为超重。

简单的科学减肥法

虽然饮食方式改善及运动锻炼是预防及治疗超重/肥胖的首选方案。但在过去的几十年里，一些减重药物作为一种补充疗法已经被开发出来。我国《肥胖症基层诊疗指南（2019 年）》指出，以下情况可考虑药物治疗。

（1）食欲旺盛，餐前饥饿难忍，每餐进食量较多；

（2）合并高血糖、高血压、血脂异常和脂肪肝；

（3）合并负重关节疼痛；

（4）肥胖引起呼吸困难或有阻塞性睡眠呼吸暂停综合征；

（5）BMI≥24 且有上述并发症情况；

（6）BMI≥28，不论是否有并发症，经过 3 个月的单纯饮食方式改善和增加活动量处理仍不能减重 5%，甚至体重仍有上升趋势者。

26. 什么情况下不适合药物减肥

 生活实例

孙女士今年 35 岁，二胎怀孕 8 个月，自怀孕

开始她足足长胖了 25 kg。被妇产科医生告知需要进行体重管理后,她开始尝试各种减肥方法,包括改变饮食方式、加强孕期锻炼,但效果还是不尽人意。苦恼之际,她开始动脑筋关注一些减肥药物。但由于自己正处于怀孕这一特殊时期,又不敢轻易尝试,怕影响了腹中的胎宝宝。

减肥药物因其能够增加肥胖患者的健康水平,增加患者对生活方式改善的依从性,降低肥胖及其并发症发生,因此必将成为临床减重工作中的主要组成部分。但并不是所有胖友都适合药物治疗,了解减肥药物的相关知识及其适应证和禁忌证,有助于有效管理肥胖,使患者从减肥药物中获益。

2016 年美国内分泌学家协会与美国内分泌学会联合发布的《肥胖患者综合医疗管理》建议:药物治疗只能作为生活方式治疗的辅助治疗,与单纯生活方式治疗相比,辅助药物疗法减重更多、减重维持时间更长。但在下述情况不宜应用减重药物。

（1）儿童、孕妇、哺乳期妇女；

（2）对药物或药物制剂中的任何一种成分过敏者；

（3）被确诊为慢性吸收不良综合征、胆汁淤积患者；

（4）器质性肥胖患者（如甲状腺功能减退）；

（5）正在服用其他选择性血清素再摄取抑制剂。

此外，每种常用的减肥药也有其特殊的禁用人群。例如，芬特明和安非拉酮可以促进去甲肾上腺素释放，在焦虑症、心脏病、未控制的高血压、甲状腺功能亢进（甲亢）、青光眼等患者及妊娠和哺乳期女性中禁用。芬特明/托吡酯合剂可以对γ氨基丁酸受体进行调节并可促进去甲肾上腺素的释放，可长期应用，但在妊娠及哺乳期妇女、甲亢、青光眼患者禁用，且不能与单胺氧化酶抑制剂和拟交感神经药物合用。纳曲酮/安非他酮为多巴胺和去甲肾上腺素再吸收的抑制剂和阿片类拮抗剂，可长期应用，但在未控制的高血压、厌食症或食欲亢进、药物或酒精戒断治疗中及使用单胺氧酶抑制剂者禁用。氯卡色林为5-羟色胺2C受体激动剂,可长期应用,但妊娠及哺乳期妇女禁用。利拉鲁肽为GLP-1受体激动剂,可长期应用,但禁用于髓样甲状腺癌病史和2型多发内分泌腺瘤患者。

27. "效果很好"的减肥药为什么不见效

 生活实例

老王今年65岁了,肥胖病史20多年,近期在某健康杂志上看到一种非处方减肥药物,便自己去药店买来试用。用了半个月后,发现体重变化不是很大。老王就纳闷了,杂志上说效果很好的减肥药,怎么到自己身上一点用处都没有呢?是自己的使用方法有问题还是该杂志内容不可信?

想选到可靠的、适合自己的减肥药物,我们还是强调要在专业医生的指导下进行。在为每一位患者选择最合适的减肥药物时，临床医生会考虑到药物的疗效、副作用、注意事项等综合因素；同时会考虑患者存在的体重相关的并发症及病史，这些因素是个体化减重药物治疗的基础。自己看广告选药，哪里能做到这些？难怪效果会不好。

制定减肥药物处方时，医生还会为每位胖友提供针对性的减肥行为支持（包括饮食方式的改善和运动锻炼）。首先要注意饮食，多吃蔬菜和水果，远离各种重口味食物。这样，肥胖药物疗法才会强化饮食导致的能量不足，达到事半功倍的效果。胖友一定要配合运动，药物治疗和行为疗法相结合，比单独使用任何一种疗法都能显著减轻体重。

同时，胖友应熟悉自己所用的减肥药及其潜在的副作用。如可在使用奥利司他的基础上，在医生指导下加用有减重"副作用"的降糖药，如二甲双胍、α-葡萄糖苷酶抑制剂、GLP-1受体激动剂、SGLT-2抑制剂等，以获得理想的治疗效果。

专家支招

为保证药物减肥的安全性,应用减肥药物的头3个月应至少每个月评估1次药物的有效性和安全性,之后至少每3个月评估1次。如果3个月内体重下降≥5%,建议继续服药;如果3个月内体重减轻<5%或服药期间出现安全性和耐受性问题,则建议停药或换药。用药时应根据药物疗效和耐受性逐步调整剂量至推荐剂量,不得超过批准剂量的上限。如果药物确实可以改善健康和体重,那么应该长期服用。

 28. 为什么买不到某些减肥"外国药"

生活实例

刘阿姨今年55岁了,最近体检的时候查出了脂肪肝,所以去医院内分泌科就诊。医生告诉她身体过于肥胖,长此以往不仅脂肪肝好不了,就连糖尿病、高血压、高血脂等慢性疾病也会接踵而至。医生叮嘱她要适当减肥,打算给她开一些药物,但刘阿姨却对此半信半疑,说要先回家和家人商量一下。

刘阿姨的儿子在美国工作多年,她将此事告诉儿子后,儿子咨询了国外的"专家","专家"给开了两种药。刘阿姨发现,其中一种减肥药和自己医生开的不同,并且在中国买不到。儿子说,可以让美国朋友带过来或者找海外代购。这让刘阿姨犯难了,既担心代购外国药不靠谱,又怀疑自己医生开的国产药不够好。

随着肥胖和超重者日益增多,减肥药的使用也越来越广泛。市场上曾经出现过很多减肥药,主要有促进代谢类的药物,中枢抑制药物、ATP形成抑制类药物,包括甲状腺激素、麻黄碱、安非他明、氟西汀、西布曲明、二氨基苯酚等,但是这些药物均因严重不良反应先后退市。

芬特明/托吡酯是曾经减肥效果最明显的药

物,但由于缺乏长期心血管安全性,并引发了对认知事件(如记忆和注意力问题)和精神影响(如抑郁和焦虑)的担忧而被欧洲药物管理局(EMA)禁用。西布曲明和芬氟拉明,则因心血管副作用增加而退出市场。洛卡塞林,是因与癌症的发展有关而退出市场。这就告诉我们,减肥药物的安全性有多重要。

美国食品和药品监督管理局(FDA)批准的减肥药主要有环丙甲羟二羟吗啡酮(纳曲酮)/安非他酮、氯卡色林、芬特明/托吡酯、奥利司他、利拉鲁肽。但目前在我国,有肥胖症治疗适应证且获得国家药监局批准的药物只有奥利司他。2000年,奥利司他在我国上市,有 60 mg、120 mg 两种剂型,2005 年 60 mg 剂型转为非处方型。在 2020年 7 月 10 日广东省药学会发布的最新版《超说明书用药目录(2020 年版)》中,已包含利拉鲁肽用于超重/肥胖治疗的描述。

目前减肥药的研发重点已从单靶点转向多靶点,侧重于不同作用机制的药物联用,减少联用药物中每个单药的剂量,达到协同增效、减少毒副作用的目的。近年来,中药减肥越来越受人们的欢迎。辨证施治、多靶点作用的中药在治疗肥胖症方面值得期待。另外,现有证据证实,肠道菌群与肥胖及相关代谢紊乱有着密切的联系,针对肠道菌群的干预如使用微生态制剂或者肠道粪便移植等,将是减重药物研发的另一方向。

29. 糖尿病胖友适用哪类减肥药

生活实例

孙大爷今年 65 岁,他的小儿子今年 33 岁了,还没结婚,每天下班回到家就知道打游戏、吃外卖,1 米 75 的人体重倒有 200 多斤,让孙大爷常常担忧他的身体健康和以后的生活质量。有一天晚上,孙大爷在某健康栏目上看到专家谈到,肥胖是一种慢性疾病,减肥药物已经成了治疗肥胖症的一种常用方法。孙大爷心里开始打主意,要催儿子去医院看一看。但是电视上讲的减肥药种类那么多,各种药物的作用机制也并不相同,怎么说服懒得动弹的小儿子呢？他决定自己找资料先了解一下减肥药有哪些种类。

可用于减肥的药物种类主要包括以下几种。

（1）食欲抑制药：如肾上腺素能药物（安非他命、芬特明）、5-羟色胺（5-HT）能药物（芬氟拉明、右芬氟拉明）、单胺重摄取抑制剂（西布曲明）、大麻素受体拮抗剂（利莫那班）；

（2）增加能量消耗的药物：如中枢兴奋药、β3肾上腺素能受体激动剂；

（3）激素类药物：如甲状腺激素、同化激素类、生长激素、胰岛素样生长因子（IGF-1）、胰高血糖素样肽-1（GLP-1）受体激动剂（利拉鲁肽、司美格鲁肽）；

（4）抑制肠道消化吸收的药物：如脂肪酶抑制剂、奥利司他、α葡萄糖苷酶抑制剂、双胍类药物；

（5）其他治疗肥胖的药物：如胰岛素增敏剂、肥胖基因产物、植物减肥药、羟基硼烷胺。

如前所述，以上有些药物已因各种原因而退市。截至目前，美国FDA共批准了6种减肥药物,包括氯卡色林、芬特明/托吡酯、环丙甲羟二羟吗啡酮(纳曲酮)/安非他酮、利拉鲁肽和奥利司他及非处方型奥利司他。然而,我国和欧洲目前上市的减肥药物只有奥利司他,肥胖糖尿病患者可以考虑使用胰高血糖素样肽–1(GLP–1)受体激动剂、α葡萄糖苷酶抑制剂、双胍类药物等。

30. 糖尿病治疗期间为什么越来越胖

生活实例

王阿姨今年 60 岁,已经有二十年的糖尿病史。她常常在杂志上看到糖尿病典型的"三多一少"(多饮多食多尿,体重减轻)症状。可她患糖尿病二十多年,体重不但没有减轻,最近几年反而还越来越胖了。王阿姨就纳闷了,怎么自己和杂志上说的症状不一样呢? 体重增加和自己服用的降糖药是否有关呢?

与肥胖流行率不断上升相关的是,全球观察

到的 2 型糖尿病和其他与肥胖有关的疾病的比率不断上升，造成了巨大的全球健康负担。《肥胖的药物管理：美国内分泌学会临床实践指南（2015年）》首先肯定了减肥药物有助于改善肥胖症患者的健康水平，单纯通过节食或锻炼减肥失败的患者，可从减重药物处方中获益，同时指出部分治疗糖尿病等慢性疾病的药物对体重有一定影响，表现为增重或减重。临床工作中对此类患者应首选具有减重作用或对体重影响中性的药物，避免使用具有增重效应的药物。

因此，评估肥胖患者的一个重要部分是检查药物清单，以确保患者没有服用导致体重增加的药物，并在发现与体重增加相关的药物时，尽可能进行调整。在治疗糖尿病时，应考虑二甲双胍、GLT2抑制剂和 GLP－1 受体激动剂，因为它们促进减肥。

许多用于治疗糖尿病的药物可能会导致体重增加，如胰岛素、磺脲类、噻唑烷二酮类、格列奈类等。因此应限制于那些有特定适应证（如 1 型糖尿病、脆性糖尿病患者）、无法耐受或负担不起首选药物，或血糖仍然不受控制的患者。

划重点

建议在可能的情况下,将药物换成体重影响中性或具有减重效应的替代品,在没有可替代的药物情况下,应选择最小有效剂量以避免体重增加。

一些药物(如芬特明/托吡酯和氯卡色林)可改善糖尿病患者的血糖控制,降糖药物如利拉鲁肽也显示出巨大的减重益处。司美格鲁肽是一种新型胰高血糖素样肽-1受体激动剂的周制剂,最初于2017年被批准用于治疗2型糖尿病,在2021年,它被证明比利拉鲁肽减重效果更好并被批准用于减重管理。并且在糖尿病患者中,利拉鲁肽和司美格鲁肽已被证明具有较好的心血管保护作用及安全性。

综上所述,对于超重或肥胖的2型糖尿病患者,建议首选具有减重或不增加体重的降糖药物,包括二甲双胍、α葡萄糖苷酶抑制剂、胰高血糖素样肽1(GLP-1)受体激动剂或钠葡萄糖共转运蛋白2(SGLT－2)抑制剂。如果SGLT－2抑制剂或GLP－1受体激动剂不耐受,则优先加用二肽基肽酶－4(DDP－4)抑制剂,基础胰岛素增重效应小于预混胰岛素,建议优先使用。

31. 减肥药和减肥保健品有何不同

生活实例

　　吴女士今年39岁了,结婚十几年来,她的体重一直在逐渐上升,现在的体重已经是刚结婚时的两倍。这让她非常苦恼,整个人非常没有自信心。看到店里漂亮的衣服不敢试,也不敢跟朋友一起去逛街,因为害怕看到路人的表情。吴女士经常留意药店保健品区的"减肥茶",有一次买回家两盒试了试,体重减了两斤之后又快速反弹,在使用期间常常觉得十分口渴,并有轻微腹泻现象。吓得她赶紧停掉了,心想这"减肥茶"是正规的吗?和医院里医生开的减肥药有什么区别呢?

减肥药和减肥保健品是不一样的。市场上有许多减肥保健品打着"无需节食,顺利减肥""不需锻炼,脂肪消失""一周减重20公斤"等宣传语,容易使购买者将其与减肥药混淆。

减肥保健品主要是与调整肠道相关的产品,有的不仅不能达到控制体重的效果,甚至还可能对身体造成伤害。目前国内被批准用于减肥的药物只有奥利司他,该药物相对安全有效,且具有明显的减重作用。减肥药物和减肥保健品的区别如下。

（1）政府对二者的管理和监督不同

保健食品是食健字,药品是药准字,两者要求相差甚远,药品需要通过国家食品药品监督管理局审批,保健食品则不需要。保健品不需要动物或人群实验,不需要证实有明显的功效作用、没有明显的副作用;药品必须通过动物或人群试验,证实有明显、稳定的功效作用,同时也需要弄清有哪些副作用（相对于其疗效,这些副作用的发生率和严重程度都是在可接受范围内,在专业医生的指导和监督下,是可以放心服用的）。

（2）二者的使用效果不同

减肥药物具有特定疗效、治疗疾病的作用，而减肥保健品不具备上述条件，它是食品的一个种类。减肥保健品分为两种，一种是无良商家推广的有害保健品，应当避开；另一种可以简单理解为营养补充剂或调节剂，并没有特定的作用机理或明确的疗效，虽然绝大部分不能减肥，但是无害，买了就当交智商税，或者就是吃点营养品罢了。

减肥人士需识别无良商家推广的有害保健品，这些产品中掺杂了不明物质，或是让你腹泻的成分，或是已经禁用的副作用很大的减肥药，等等。电视节目中经常宣传的"排毒减肥"产品，有些是让你微微腹泻，把粪便和水一起排出，排的主要是水分，使用不当还会造成脱水、肝肾功能受损，需要慎重应用，切忌盲从。

 32. 乱用减肥保健品会有什么后果

上海浦东新区曾侦破一起生产、销售添加违禁成分（西布曲明）减肥类保健品案件，警方经侦查并在全国多地统一开展收网行动,郭某某等75名犯罪嫌疑人被警方依法刑拘,这一事件引发热议。

近年来减肥成为保健品市场的热门卖点,它们号称"神药",诸如"比运动更快速,比节食更有效,比药物更安全,比科技更权威""通过国际权威认证,影视明星的首选"等宣传标语吸引了一大批人的目光。然而这些广告可靠吗?

(1)减肥保健产品的效果如何

大多数胖友都用过减肥保健品。相对于节食、运动等枯燥乏味、需要强大毅力的减肥方法,减肥保健品诱人的宣传语正中那些急于减肥又害怕吃苦的人的下怀。然而目前还未有研究表明减肥保健品能带来长期满意的效果。过度依赖减肥保健品而不进行科学的减重,不仅不能达到控制体重的效果,甚至还可能对身体造成伤害。

(2)无良减肥保健品有哪些危害

规范生产经营具有减肥功能的保健品,一般不会在短时间内促成体重急剧下降。因而,为了达到迅速减肥的效果,违法分子经常在这类产品中添加国家禁止使用的药物成分,如西布曲明、酚酞、芬氟拉明等。

西布曲明是一种食欲抑制剂,并可加速能量消耗,增加饱腹感,长期服用可使体重下降。然而西布曲明会增加心脏病发病的风险,还有可能引起肢体痉挛、思维异常、癫痫发作、血压升高、心率加快、厌食、失眠、肝功能异常等副作用。因此该药物于 2010 年 10 月 30 日下市。

芬氟拉明也是一种食欲抑制剂,适用于单纯性肥胖,也可用于患有高血压、糖尿病、冠心病及焦虑症的肥胖患者。但长期或过量服用可能引发心脏瓣膜病,因此国家禁止该药物用于肥胖症的治疗。

酚酞会导致腹泻,减肥产品中加酚酞的目的是想靠不断腹泻来减肥。但是长期服用酚酞会危害神经系统,诱发顽固性便秘、肠炎皮疹、大出血等,所以酚酞是国家明令禁止添加的非食用物质。

国家严格规定在保健食品中不能添加这些药物,却屡禁不止,提醒胖友务必提高警惕,以免受害。

专家提醒

　　不论是用什么方法减肥都应该循序渐进,体重迅速下降不但会导致反弹、皮肤松弛等不良后果,还会给身体带来巨大负担。可能会导致免疫系统功能紊乱、免疫力下降、内分泌代谢紊乱,甚至会造成心脏受损。所以,不要相信市场上"迅速减肥"的广告,使用药物减肥一定要在专业医生的指导下进行。

33. 是否要避开生活中的"增肥药"

生活实例

　　杨女士是一位正在减肥的都市丽人,因为突然发热、喉部疼痛,就诊后被诊断为亚急性甲状腺炎,医生给予强的松药物治疗。杨女士听说强的松是"激素",会让人长胖。她因此非常犹豫,害怕吃了这个药,之前减肥的努力就付之一炬了……

上述案例中,患者因诊疗需要服用影响体重的药物,应听从医嘱。那么当身体状况允许或者有替代药物的前提下,减肥过程中我们应该避免哪些会引起体重增加的药物呢? 首先,来了解一下可以引起体重增加的药物。

(1) 糖皮质激素类:长期使用糖皮质激素会导致体内脂肪重新分布,形成向心性肥胖,表现为满月脸、水牛背。一般停止使用后,肥胖会有改善。短期使用糖皮质激素类药物治疗,通常不会引起向心性肥胖。

(2) 雌激素类:主要是各种避孕药,引起体内水钠潴留,导致体重增加。一般停药后,体重会逐渐恢复。

(3) 降糖药:包括胰岛素、磺酰脲类等降糖药物,能促进血糖的吸收利用,抑制脂肪、蛋白质的分解,促进脂肪合成,而引起体重增加。GLP－1类似物和 SGLT－2 抑制剂药物则不引起体重增加。

(4) 抗精神病药物:长期服用抗精神病药物,包括氯氮平、利培酮、氯丙嗪、氟西汀、舍曲林等,可能导致体重增加。其机制可能与抑制 5 -羟色胺影响糖类吸收有关。

　　减肥期间是否应该不用以上药物或者改用其他药物，一定要与专科医生商议后再决定。一般认为，短期内使用这些药物对有适应证的患者来说肯定是利大于弊的，减肥是一个长期的过程，不应过于担心短期的体重波动。

第四部分 认识中医减肥法

34. 中医学是如何认识肥胖的

　　如今,中国超重与肥胖的发病率和增长速度均居世界首位,已成为世界上超重和肥胖人数最多的国家。现代医学认为遗传与环境的相互作用共同促进了肥胖的发生发展,中医学对于肥胖的认知更是历史悠久。

　　中医早在《黄帝内经》时期就对肥胖有了论述。《内经》系统论述了肥胖症的病因病机和症状,并根据肥胖者的表现形式及人体气血阴阳之盛衰不同,将肥胖分为了"脂人、膏人、肥人、肉人"等类型。《灵枢·卫气失常》是这样记载的:"黄帝曰:何以度知其肥瘦?伯高曰:人有肥,有膏,有肉。黄帝曰:别此奈何?伯高曰:䐃肉坚,皮满者,肥。膕肉不坚，皮缓者，膏。皮肉不相离者，肉……脂者，其身收小。"《黄帝内经》里初步探究了肥胖成因及并发症。这一时期古人认为肥胖多因过食肥甘厚味而导致，且肥胖之人久病可以引发中风、消渴、痰饮等一系列并发症。汉代著名医家张仲景总结前人经验，在《金匮要略》中提出肥胖的发病与痰饮有关。并论述了位高权重之人易发肥胖，与长期心理负担重又缺乏体力劳动，肉驰骨弱有关。金元四大家之一的李东垣认为，肥胖的治病脏腑在脾胃，与脾虚不运、气虚痰阻有关。明代著名医家张介宾在《景岳全书》中提出了肥胖者多为阴盛阳虚体质的观点。清代医家张璐在《张氏医通》中提出了"肥人多湿热"，为肥胖的辩证提出了更多的思路。

近年来，国内多位学者在总结前人经验的基础上，结合现代医学技术手段及中西医联合诊治，对肥胖症进行了更详细、精确的分类。如以传统医学为基础，综合患者的形体表征、代谢水平及中医证候特征，将肥胖分为代谢正常性肥胖（脂人）、高代谢性肥胖（肥人）、低代谢性肥胖

（膏人）、炎症代谢性肥胖（肉人）四种肥胖类型。或从体质学入手，将肥胖分为气虚肥胖、痰湿肥胖和血瘀肥胖。这些都为肥胖的诊疗提供了有力的依据。

35. 常用的中药减肥药有哪些

 生活实例

赵大爷是一位狂热的中医爱好者，二十几年来坚持强身健体，并且经常用中药来调理身体，是老友圈里著名的"中医达人"。最近，赵大爷的朋友被检查出脂肪肝，医生告知他要减肥。朋友向赵大爷求助，想寻求中医治疗肥胖的偏方妙药。赵大爷非常感兴趣，像打了鸡血般翻阅各种中医书，发现常用的中药减肥药还真是种类繁多，该给老朋友推荐哪种呢？这可犯了难。

中医理论认为肥胖的病机主要是阳气虚衰，痰湿偏盛，即"多痰"和"少气"。脾气虚弱则运化转输无力,水谷精微失于输布,化为膏脂和水湿,留滞体内而致肥胖;肾阳虚衰,则血液鼓动无力,水液失于蒸腾汽化,致血行迟缓,水湿内停,而成肥胖。临床上将肥胖一般分为胃热滞脾证、痰湿内盛证、脾虚湿胜证、脾肾阳虚证等类型。

肥胖症中药治疗以调理脾肾和脾胃为主,根据临床表现兼化湿、祛痰、利水、活血、润导、疏肝、利胆、健脾、温阳等法,这与西医的治法采用控制饮食、加强运动、提高能量消耗、促进脂肪动员与分解等方法,本质上是一致的。这为中西医结合治疗肥胖症奠定了理论基础。

常见的中药减肥药主要包括以下 8 大类。

（1）泻下通便药:大黄、牵牛子、芦荟等;

（2）和胃消脂药:稻芽、鸡内金、决明子等;

（3）健脾消食药:槟榔、莱菔子、山楂等;

（4）疏肝利胆药:柴胡、郁金、远志、大柴胡汤等;

（5）活血化瘀药:当归、赤芍、川芎等;

（6）利水渗湿药:如茯苓、猪苓、泽泻等;

（7）宽胸理气化痰药:沉香、降香、檀香等;

（8）温阳利水药：如肉桂、附子、车前子等。

中医治疗肥胖病已取得了较大进展，且疗效显著，副作用小，因而得到广大胖友的认可，也受到了全世界的瞩目，有着广阔的发展前景。但是，中医药在治疗肥胖的应用中也存在许多问题，主要表现在：其一，病因病机和辨证分型由于中医特有的特点，目前尚未形成统一的理论和认识；其二，临床报道较普遍，但动物实验研究和减肥机理研究较少。因此，我们在继承和运用中医药关于减肥的传统理论同时，要进一步借助现代科学理论、技术和方法，多途径、多学科地进行系统研究，才能开发出高效、低毒，同时符合不厌食、不腹泻、不降低体力原则的减肥中药配方。胖友们也应该在中医师的指导下选药，才能安全地达到科学减肥的目的。

 36. 有什么中成药对减肥有帮助

中医的治疗强调整体观和辨证论治，以中药复方调整人体阴阳气血，脏腑经络的平衡，借以提高人身的整体健康水平，需要根据不同的证型辩证施治。由于中成药比传统汤药更为便捷，收到很多胖友的青睐。很多中成药确实在调节体质的同时对减重有帮助，可以根据每个人不同的情况进行选择。

如果你食欲非常好，易饥饿，吃多了又容易胃胀，或者胃部常常有灼热疼痛、嘈杂不适的感觉，常常伴有心烦头晕、面色红润，伸出舌头看是红的，舌苔也比较黄，建议应用一些清胃泻火、消食导滞的中药制剂，如保和丸，有消食、导滞、和胃的作用。特别是合并便秘的人，可以应用麻仁丸，既有清除邪热还兼有润肠通便的功效。

有一些胖友，除了形体肥胖外，自己平时也觉得身体特别沉重，易困倦，甚至有头重如裹、头晕目眩的感觉，喜欢吃甜食或多有饮酒的习惯，有时又觉得胸腹部胀满不适，没有胃口。这样的人常常舌苔是很厚腻的。我们可以用一些燥湿化痰、理气消痞的中药，如香砂养胃丸就有温中和胃的作用，既可以补中益气，又可以燥湿健脾。只有脾胃健康了，才可以把身体的脏东西排掉。

很多人的舌头伸出来，两侧都有齿痕的形状，舌头也比较胖大,这在胖友中很多见。这样的人常常以往有暴饮暴食的习惯,平时都觉得神疲乏力、易困倦、打不起精神,胸闷或者肚子胀胀的;四肢容易有轻度浮肿,表现为早上轻晚上重,劳累后明显;甚至大便有"鸭溏便"的情况,但也可能便秘。这时可以应用一些健脾益气、渗利水湿的中药,比如资生丸和参苓白术散。

专家支招

　　与传统汤药相比,中成药携带方便,使患者的依从性更好,并且在很多兼症的治疗方面都具有很好的疗效,对于胖友的体质调节也有多方面的作用,如健脾益气、润肠通便、利水渗湿等。建议到相关专病门诊由专业医生辩证之后,再决定用哪种中成药,不要随便自己买。

37. 什么中草药泡茶喝对减肥有帮助

　　许多中药都有减肥降脂、健脾消食的作用。

且很多中药泡茶饮用疗效确切,副作用小,也是养生之选,因此受到人们的青睐。

荷叶为睡莲科莲属植物莲的叶片,性平,味略带苦涩、微咸。荷叶含有莲碱、原荷叶碱和荷叶碱等多种生物碱及黄酮类物质、维生素、多糖等成分,有清暑利湿、升发清阳、清心去热、凉血止血等功效。《本草纲目》中曾有记载"荷叶服之,令人瘦劣",可见荷叶在古代就被发现有减肥之功效。单味荷叶治疗肥胖病已被历代医家证实,现代研究表明,荷叶中的活性成分生物碱也有降血脂、减肥作用,临床上广泛用于治疗阳虚肥胖症、单纯性肥胖或肥胖高脂血症,并有显著的疗效。所以很多减肥、降脂、祛痘产品中都含有荷叶。

山楂为蔷薇科植物山里红或山楂干燥成熟果实。是我国的特产果树,栽培历史悠久,利用其鲜食、入药和加工的历史已近3000年。具消食健胃、行气散瘀、化浊降脂的功效。现代药理学研究表明山楂可作用于心脑血管系统、消化系统,在血脂调节、糖代谢等方面均具有较强的作用。山楂含有的脂肪酸能促进脂肪分解,并能增加胃消化酶的活性,且对胃肠功能有一定的调整作用。山楂酸可提高蛋白分解酶的活性。山楂中的解脂酶可促进脂肪分解,能降低血清胆固醇和甘油三酯。因此,常作为保健食品原料用于减肥类及辅助降血脂类保健食品中。

决明子为豆科植物决明的干燥成熟种子。可生用或炒用。性甘、苦、咸、微寒。归肝、大肠经。具有清肝明目、润肠通便的作用。始载于《神农本草经》,现代研究证明决明子具有降血压、降血脂、保肝及抑菌等活性。决明子能抑制血清胆固醇升高和主动脉粥样硬化斑点形成,改善体内胆固醇的分布状况。蒽醌糖苷是决明子降血脂的主要成分之一,其能减少肠道对胆固醇的吸收,增加排泄,通过反馈调节低密度脂蛋白代谢,降低血清胆固醇水平,延缓和抑制动脉粥样硬化斑块的形成。决明子在临床上对高血压及习惯性便秘也疗效确切,决明子的水煎剂能有效减肥,改善胰岛素抵抗,但不影响食欲。

此外,还有很多中药都有辅助减重的作用,如以白术、黄芪、甘草、陈皮为核心的益气健脾药;以茯苓、泽泻为主的祛湿药等。这些中药单药或复方组合泡茶饮用,都对肥胖有很好的治疗作用。

专家推荐

配方简单的中药减肥茶:

1. 山楂2g 荷叶3g 决明子3g 陈皮3g;

2. 何首乌5g 泽泻3g 丹参3g 绿茶5g;

3. 薏苡仁5g 赤小豆3g 茯苓3g。

38. 肥胖和痰湿是什么关系

生活实例

小明今年36岁,自幼体胖,喜欢吃甜食,毕业工作后因应酬需要,经常大鱼大肉,近5年来体重进行性增加了15 kg。目前身高175 cm,体重90 kg,时常觉得身体困重,容易倦怠乏力,甚至偶尔有头重、头晕目眩的感觉。家人陪伴小明来到中医门诊,问这种情况可以中医治疗吗?医生说小明是属于"湿阻中焦,同时痰湿蒙窍"造成的眩晕,小明很困惑:自己没咳嗽啊,哪来的痰?

（1）肥人多痰湿

中医有"肥人多痰湿"的说法,小明素体肥胖,已经有脾虚之象,且喜欢吃甜食,加上长期饮食不节,损伤脾胃。脾主运化水谷精微,脾的功能发生异常,人的水液代谢就会出现问题,脾失健运,水谷运化失常,吃下的东西消化不了,痰湿就会在体内积聚,痰阻中焦使清阳不升,浊阴不降。可有头身沉重,倦怠乏力,上蒙清窍,甚则出现眩晕的症候,患者常常有舌苔厚腻的表现。像小明这样的胖友可以到中医门诊治疗,根据具体情况,综合辨证论治。

（2）甜食助湿浊

中医认为,甜食在中医五味中属甘,脾喜甘,脾虚的人常常喜欢吃甜食,适当进食甜食也有补益脾气的作用。如黄芪、山药、甘草等有补益脾胃作用的药物,都是味甘的,可以补中益气。在生活中我们常常吃到的扁豆、大枣、饴糖、蜂蜜等,也都是一些味甘的药食同源的食物,同样具有甘温益气、缓急和中的作用,脾虚的人吃一些是有好处的。但要注意的是"甘能使人中满",甜味的东西大多过于滋腻,大量食用会湿浊内生,困阻中焦。如果过食辛热肥甘,又可酿成湿热,内蕴脾胃。可有头身困重,腹胀、满闷,食欲下降、水肿的表现,长期这样会使中气壅滞,气机的升降出现问题,使各个脏腑均得不到精微的濡养。

（3）饮食有宜忌

所以肥胖且具有痰湿体质的患者在日常生活中要饮食清淡、规律,少油少盐少糖,少食生冷及辛辣刺激食物。进食的速度和食量也要节制,切记不可过饱。在日常饮食中应适当增加些健脾利湿的食物,如薏苡仁、白萝卜、冬瓜、扁豆、赤小豆等。

肥胖而又痰湿比较重的胖友，平时一定要积极参加体育锻炼，使气血运行。调动身体的正气，才能把体内的"脏东西"排出去。也可以到中医门诊治疗，应用一些补气健脾、燥湿化痰的中药。

 ## 39. 针灸和埋线减肥靠谱吗

中医针灸是用银针（现代多采用一次性不锈钢针）治疗，没有药物的副作用，不会影响肝肾等内脏器官功能。深受胖友关注的埋线减肥也是从中医针灸发展过来的，通过将一个可降解的材料埋置进入身体里，刺激穴位来达到治疗目的。

针灸减肥师通过胖友的症状表现来推断其内在脏腑的功能失调，然后设计出恰当的减肥方案，对涉及肥胖的各个环节进行微调，持续"校正"脏腑功能,使脏腑功能"各就各位",自动清除多余脂肪,获得最佳的减肥效果。具体来说针灸减肥有以下方面的作用。

首先,在"摄入"方面解决减肥难题。通过中医针灸对经络和穴位的研究,在关键穴位上埋入可吸收的线体,对穴位进行持续的刺激,从而抑制患者的食欲,缓解暴饮暴食等不良饮食习惯。在解决了"摄入"的问题后,还可以加快胖友体内的循环和代谢速度,提高基础代谢率,让每日消耗的能量增加。

其次,针灸还能促进排泄。对于那些水液代谢不同,身体痰湿较重的,可以通过健脾利湿的方法排除多余的水液,同时降低身体对过剩营养的吸收率。也可以使便秘得到改善。

另外,针灸还可调理身体亚健康状态。埋线减肥还可以对胖友的身体状况进行调整,解决导致肥胖的根本问题所在,如阳虚、痰湿、便秘、失眠等,从根本上解决肥胖。

总之,针刺和埋线都属于针灸治疗,减肥效果相仿。埋线治疗是在针刺治疗的基础上,增加了

"留针"的时间,因此,采用埋线减肥法的胖友,就诊次数会比针刺疗法的少。

40. 自测一下是否适合埋线减肥

大家可以按照下面的步骤,自测一下是否适合中医埋线减肥。

首先,要看看你的体重指数 BMI,也就是体重(kg)除以身高(m)的平方,如果你算出来这个值是在 40 以上,那么是可以用埋线、药物等保守治疗看看效果。如果治疗下来体重无减少,还是要采用其他治疗方式。

如果 BMI 是在 40 以下,那么需要辅助中医的四诊,以及实验室和影像学的检查,看看有没有肥胖相关的并发症,即代谢综合征、糖尿病前期、2 型糖尿病、高胰岛素血症、血脂异常、高血压、心血管疾病、非酒精性肝病、脂肪肝、女性不育症、压力性尿失禁、男性性腺功能减退、骨关节炎、多囊卵巢综合征、阻塞性呼吸睡眠暂停综合征、哮喘/反应性气道疾病、胃食管反流、抑郁症,等等。如果这些并发症都没有,那么你可能不太适合药物减肥,可以尝试中医埋线减肥的方式。

相反,如果实验室检查、影像学检查提示有肥胖的并发症,那么一定的药物治疗会对健康更加有帮助。

专家提醒

埋线减肥的成功与否,涉及医生、技术和减肥者三方面,在治疗过程中减肥者的饮食和运动配合也非常重要。减肥者还应该清楚地认识到,仅仅在埋线减肥期间节食和运动是完全不够的,应该长期坚持,否则后期容易反弹。

41. 埋线减肥期间需要注意什么

建议大家在做埋线减肥之前可以先洗头洗澡,来埋线时穿着宽松的衣物。不要在饥饿的时候来埋线,不少人在减重的时候选择不吃、少吃,这种情况下容易发生晕针。

女性选择埋线减肥的时间最好避开月经期。因为在这个特殊的时期,埋线减重的效果会被削弱,并且可能对女性身体自我调节产生一定影响。

埋线后局部可能会有酸、麻、胀、痛的感受,或局部有轻微红肿,属于正常现象,这种感觉会随着线体的吸收而减少,无须紧张。

在埋线减重后,尽量保持埋线处的清洁、干燥,当天尽量不要洗澡、游泳,防止感染。

同时,埋线后1~3天不要做剧烈的运动,局部不要再进行拔罐、推拿等治疗。

有时在埋线后,局部会出现小范围的青紫,这是局部的皮下出血,无须紧张,一般1~2周会自动吸收。

有时在埋线后,埋线局部会出现硬结,可采用艾灸、热敷的方法,帮助硬结消退。

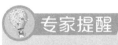专家提醒

不少人会问穴位埋线痛不痛？其实穴位埋线的疼痛感要看具体埋线的位置。一般而言,疼痛感跟体检抽血时类似。腰臀部的疼痛感是比较轻的,手臂、腿部的疼痛感是比较重的,但是基本都是在可承受范围之内。如果是非常敏感的患者,医生也会做出相应的调整,不需要特别紧张。

 42. 很怕针刺,我可以贴耳穴减肥吗

耳穴是指分布在耳朵上的穴位。中医则认为,人体的六条阳经皆上于耳,六条阴经则通过络脉或经别与阳经相合,间接上达于耳,耳与人体十二条经脉有密切的关系,所以《灵枢》总结为"耳者,宗脉之所聚也"。

如果你害怕针刺,又担心药物副作用,那么可以选择耳穴减肥。可在耳朵上选择一些与肥

胖有关的穴位,贴上类似于耳钉的耳豆或揿针,每天给予适度的揉、按、捏、压,使其产生麻、胀、痛,刺激耳廓上的穴位和反应点,通过经络传导,同样可以达到减重的效果。但是耳穴减肥胖多仅为辅助手段,需要每天按压,见效时间长。

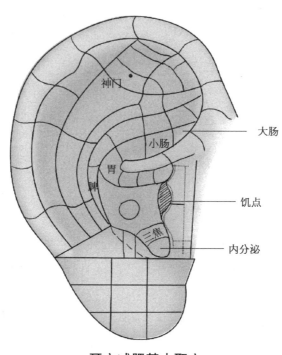

神门

小肠

胃

脾

三焦

大肠

饥点

内分泌

耳穴减肥基本取穴

专家支招

根据相关指南,耳穴减肥的基本取穴为耳朵上的胃、大肠、小肠、脾、神门、饥点、内分泌、三焦。大家可以在网上买耳穴豆自己贴一贴,每次吃饭前半小时按压1分钟,3天更换1次,一般一个疗程需要3~4个月。需要严格做好局部消毒工作,防止治疗部位皮肤过敏。

第五部分　减重手术咋回事

43. "缩胃手术"就是把胃变小、让人饿瘦吗

生活实例

俞女士来到门诊时是 58 岁,说起自己的病史时清晰流利,自述从产后就越来越胖,现在是最高体重 74 kg,肚子上的肉很多。一坐下,俞女士就跟我们表明决心,说:"主任,我都了解过了,我这次来就是要做减重手术。"

后续问诊中,俞女士说自己尝试了药物、运动等多种方法,多的时候也能减 10 kg,但总是容易反弹。最近 10 年来,先后得了糖尿病、高血压、脂肪肝,然后就开始规律服用"二甲双胍、西格列汀、硝苯地平、他汀"等药物治疗,餐前/餐后血糖能控

制在 7～8/9～15 mmol/L,血压控制在 130～140/80～90 mmHg。近期查的糖化血红蛋白(HbA1c)高达 10.6%。

经过检查,俞女士的体重指数 BMI 为 29.6,胰岛功能尚可,没有手术禁忌证。主任跟俞女士说:"你这个情况,做最简单的'缩胃手术'就可以,预计能减掉总体重的 30%;你糖尿病和高血压时间长了,年龄也大了,完全逆转的概率小,但起码能减少一些口服药物。"

2020 年 12 月,俞女士进行了"缩胃手术",术后第 2 天开始喝水和营养粉,术后第 5 天顺利出院。更令人欣喜的是,在出院前,俞女士的餐前/餐后血糖已经降到了 5～6/7～10 mmol/L,出院后不服任何药物,血糖逐渐稳定在 4～6/6～9 mmol/L,血压稳定在 130/80 mmHg 左右。最近术后 1 年复查时,俞女士体重 51 kg,血压血糖正常,HbA1c 为 6.1%。

减重手术是以减重和改善高血压、糖尿病等代谢疾病为目的的一类外科手术。以腹腔镜袖状胃切除术(LSG,俗称缩胃手术)和腹腔镜 Roux-en-Y 胃旁路术（LRYGB）为主要术式，其中 LSG 因操作相对简单，并发症较少，成为国内目前最普及的手术方式。每年约 2 万例减重手术中，约 80%胖友做的就是"缩胃手术"。

一听到手术，可能很多人都感觉害怕。其实"缩胃手术"在国内已经开展了二十余年，手术技术非常成熟，主要有三大步骤。首先，全麻成功，胖友安全入睡后，医生会在患者的肚子上切 3～5 个小洞（0.5～1.2 cm）；将腹腔镜微创手术器械从小洞置入——包括用于精细切割的超声刀、无损伤的抓钳、3D 腹腔镜镜头等。然后，医生会使用超声刀精细操作，一点一点把胃体和周围的脂肪组织分离开来。最后，通过使用先进的切割闭合器，将胖友多余的胃组织（60%～80%）切掉，只剩下一个缩小的袖状胃（香蕉胃），继续为机体工作，执行储存食物、研磨食物、消化食物的任务。由于"缩胃手术"全程是微创操作，损伤很小，一般来说，术后 3～5 天即可出院，术后 2 周到 1 月后即可恢复正常的工作生活。

讲到这里，读者可能会想：噢，原来"缩胃手术"就是把胃变小，然后人吃得少了，自己慢慢"饿"瘦的呀！这种说法并不全面。研究发现，减重手术不仅能减轻体重，还能够明显改善患者的高血压、高血脂、2型糖尿病、多囊卵巢综合征、性腺功能低下等代谢问题。这些作用，可不仅仅是"饿"出来的！而是涉及手术后下丘脑代谢中枢功能增强、胃饥饿素和瘦素水平下调等神经、内分泌机制。

简单地说，减重手术不仅能减轻体重，还能改善代谢性疾病，改善大脑的认知功能等。

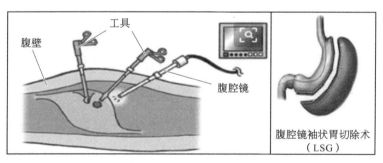

腹壁　工具

腹腔镜

腹腔镜袖状胃切除术
（LSG）

腹腔镜下的"缩胃手术"

专家提醒

节食和运动减肥容易反弹，是因为胖友体内存在高水平的瘦素、胃饥饿素，会持续刺激人的食欲中枢,引起强烈的饥饿感。而减重手术通过降低胃饥饿素和瘦素水平,改善食欲中枢抑制功能,能有效地增加饱腹感。另外,随着腹内脂肪的消减,胰岛素抵抗解除,糖脂代谢也会日益好转。

44. 为什么切胃以后不总是觉得饿了

腹腔镜袖状胃切除术(LSG),俗称缩胃手术,操作简单,仅切掉多余的胃组织,但却有着良好的减重效果,且能改善 2 型糖尿病、高血压、冠心病、脂肪性肝炎等代谢性疾病的效果。根据国内外研究的报道,LSG 术后,患者的多余体重可下降70%～100%不等,总体重减少量约 30%。而且,约 50%患者的高血压、糖尿病等代谢疾病在术后得到逆转。

那么,为什么"缩胃手术"能够有这么好的减重和改善代谢疾病的效果呢? 首先,"缩胃手术"减小了胃容积、限制了能量摄入。但这只是手术减重的第一步，事实上，"缩胃手术"减重及改善代谢的效果，还涉及到神经、内分泌等多种机制。研究还表明，胖友多伴有下丘脑炎症，炎症状态促进食欲，促进脂肪堆积，增加了对食物的"渴望"，这是许多胖友对食物永不满足的重要原因。另外，胖友多伴有胃饥饿素和瘦素抵抗，也会强烈促进食欲，而在术后二者都有大幅下降，从而使得饱腹感增加，不再迫切渴求进食。此外，"缩胃手术"后，微生物发酵丁酸盐的能力下降、肠道菌群对能量的再吸收减少，导致粪便中的游离脂肪酸和胆汁酸增加、肠道的营养吸收减少，从而有更多富含能量的粪便排出。

划重点

　　节食、运动、参加减肥训练营、胃内球囊、胃绑带手术、减肥药物等方式也会限制患者的能量摄入，起到"饿瘦"的目的。但目前国内外临床研究表明，这些减肥方式都远不如减重手术效果肯定、持久。

可见，"缩胃手术"带来的是大脑、胃肠道、肠道微生态等机体代谢与内分泌系统的全面改善，并且效果稳定、持久。

45. 减重手术适合什么样的胖友

生活实例

陈女士在 2020 年来手术时 62 岁，体重 70 kg，身高 158 cm，BMI 为 28.04，是典型的腹型肥胖患者——四肢匀称，大腹便便。当时陈女士已患有 2 型糖尿病和高血压病 10 年，检查还发现其有脂肪肝、高脂血症、高尿酸血症等代谢紊乱。手术后 1 年，陈女士的糖尿病和高血压完全缓解，不再服用降糖降压药物；血脂、脂肪肝、尿酸也恢复正常。

临床中，有很多胖友到门诊咨询：我胖得不是很厉害，能做减重手术吗？我不仅胖，血糖血脂血压也很高，减重手术适合我这样的人吗？我年龄比较大了，做手术还有用吗？我动得少，手术后能减肥吗？

对于减重手术适应证，目前我国参照的标准主要是《中国肥胖及 2 型糖尿病外科治疗指南（2019 版）》。指南建议的手术年龄为 16～65 岁，其从胖友的肥胖程度和代谢疾病严重程度两个方面综合考虑，给出了适合减重手术的确切标准。

具体来说，如果您只是单纯的胖，没有高血压、糖尿病等代谢性疾病的话，指南推荐 BMI≥32.5 时进行减重手术。如果 BMI 低于这个标准，可以先尝试药物、运动、营养干预、针灸减肥等方式。从目前的研究来看，BMI 未达标的胖友过于积极要求手术治疗是不可取的。

另一方面，如果您不仅体重超标，还有较严重的高血糖、高血压、高血脂等代谢问题；指南推荐在 BMI≥27.5 时即可进行减重手术。之所以对合并代谢性疾病的胖友放低手术标准，是因为长期高血糖、高血脂等代谢不良状态会对机体造成广泛、严重的损害——如果不加以控制，往往会在数年后引起脑卒中、心肌梗死等严重并发症，导致预期寿命缩短。

所以,相对而言,制定指南的专家们更加积极地推荐代谢异常的胖友进行减重手术。这也是减重手术除了降低体重之外更为重要的作用与意义:缓解甚至治愈2型糖尿病、高血压、多囊卵巢综合征等代谢性疾病,恢复机体健康代谢状态。

划重点

减重手术除了减轻体重、改善外形,更重要的作用是改善机体代谢功能,治疗甚至完全缓解2型糖尿病、高血压等肥胖相关代谢紊乱。

46. 为什么有些减重手术还要改建肠道

 生活实例

陶先生工作后经常聚餐,人到中年肚子越来越大。手术前体重高达126 kg,身高175 cm,BMI为41.32,好在还没有发生糖尿病等并发症。陶先生最后进行了腹腔镜袖状胃切除术（俗称"缩胃手术"），术后 6 月体重成功减至 95 kg。王先生体重情况跟陶先生相似，但却已经确诊糖尿病 10 年余，使用胰岛素控制血糖 3 年余。最后，王先生进行了腹腔镜 Roux-en-Y 胃旁路术，术后 3 个月体重下降了 21 kg，糖尿病也明显好转，不再使用胰岛素控制血糖。

目前国内开展最多的减重手术方式是腹腔镜袖状胃切除术（LSG）。每年约上万例减重手术中，80% 的胖友做的就是 LSG，也就是俗称的"缩胃手术"。

而在西方国家，因饮食习惯的影响，欧美人群肥胖发生率明显高于中国人，重度肥胖的患者更多，糖尿病等代谢性疾病发病率也更高；所以，占据主要地位的减重手术是腹腔镜 Roux-en-Y 胃旁路术（LRYGB）、胆胰转流十二指肠转位术（BPD/DS）。但其操作复杂，并发症发生率较高。近年来出现了二者对应的简化版手术：单吻合口胃旁路术（MGB/OAGB）和单吻合口十二指肠转位术

（SADI-S/SIPS），在不降低手术效果的同时，极大地简化了操作，减少了并发症。

上述这些名称复杂的手术方式，其实有着相似的内涵：关键是对小肠进行改道重建，从而减少小肠吸收食物的面积，达到减轻体重、改善代谢的目的。相比之下，国内普及的"缩胃手术"过程简单，只需切掉多余的胃组织，剩余一个香蕉样的袖状胃，不涉及肠道的改建。

手术效果方面，袖状胃切除术减轻体重、改善糖尿病等代谢疾病的作用，略逊于上述复杂的旁路/转流手术，一般都能满足国内胖友的需要。

至于手术的创伤及术后恢复方面，袖状胃切除术具有明显的优势。"缩胃手术"由于其创伤小、不涉及肠道的转位吻合，胖友在术后恢复起来非常快，发生胃瘘、出血等严重并发症的概率较低。往往没有明显疼痛，术后第 1 天可自如活动，第 2 天即可饮水、进食营养素，第 3～5 天即可出院。而其他旁路/转流手术，因为肠道改建，进食往往较晚，恢复较慢，发生严重并发症的概率略有升高。

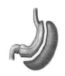

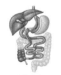
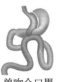

腹腔镜袖状　　腹腔镜Roux-en-Y　胆胰转流十二　单吻合口胃　　单吻合口十二
胃切除术　　　胃旁路术　　　指肠转位术　　旁路术　　　　指肠转位术
（LSG）　　　（LRYGB）　　（BPD/DS）　（MGB/OAGB）（SADI-S/SIPS）

不同的减重手术方式

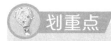

　　"缩胃手术"是国内最普及的减重手术，适合大多数无严重代谢疾病的胖友。腹腔镜胃旁路术(LRYGB)等转流手术,适合有中重度代谢疾病,如糖尿病、高血压的肥胖患者,是目前国内约 20% 胖友的选择。

47. 到底怎么选适合自己的减重手术方式

　　目前国内外大型临床研究的随访数据显示，袖状胃切除术术后 5 年和转流手术术后 5 年的患者在体重下降方面差异不大,都能减少 70%～

100%多余体重；但在改善糖尿病方面，转流手术后糖尿病的完全缓解率为 50%～60%，袖状胃切除术后为 30%～50%，转流手术效果更胜一筹。

虽然转流手术降糖效果更好，但其操作复杂，肠道改建后禁食时间长、恢复相对延迟、一般 1 周左右才能出院，发生吻合口瘘、出血、营养不良、倾倒综合征等并发症的概率也相对增加。其实，并发症并不可怕，可怕的是不积极治疗；但只要遵循主刀医生的医嘱，在正规的三甲医院进行规律的随访检查，一般都能早期发现、早期诊疗，从而良好地防治术后并发症。

而袖状胃切除术因操作简单、不涉及肠道的吻合重建，所以恢复较快，内瘘、内出血等严重并发症的发生率也比较低，一般在术后 2 天即可进水，3～5 天即可出院。袖状胃切除术后常见的问题是反流性食管炎：患者会感到反酸、烧心等不适，但经过抑酸剂的规范治疗，一般都能得到明显缓解。

综上所述，针对轻中度肥胖不合并代谢性疾

病的患者,袖状胃切除术足以满足其长期减重的需要。但如果是中重度肥胖,且合并比较严重的2型糖尿病、高血压等代谢性疾病,则更适合进行胃转流手术。此外,还有一些特殊因素也限制了患者可选的手术方式。比如,LRYGB 旷置了绝大部分胃组织,胃镜检查时无法进入,因而,有胃癌高危因素的人不宜选择 LRYGB。而袖状胃切除术会破坏食管胃角(his 角)抗反流结构,可能会加重胃食管反流的症状,对于术前存在中重度胃食管反流的人群就不太合适。

48. 减重手术治疗肥胖糖尿病是一劳永逸吗

经常有胖友到门诊问这样的问题:医生,听说减重手术能逆转糖尿病,是真的吗? 真的做完手术就不用吃降糖药了吗? 我吃了一辈子降糖药了,这糖尿病还能全好了吗?

熟悉糖尿病的朋友都知道,医生经常说:治疗糖尿病有"五驾马车",指的是国际糖尿病联盟(IDF)给出的 5 个糖尿病治疗原则,包括糖尿病健

127

康教育与心理改善、药物治疗、饮食治疗、运动治疗和血糖监测五个方面。然而,与普通糖尿病患者相比,肥胖尤其是重度肥胖的糖尿病患者,通过单纯的"五驾马车"的治疗,往往难以取得理想的疗效。此时,不妨尝试新兴的"第六驾马车"——减重手术,在减肥的同时,还可以治疗糖尿病、高血压、性腺功能低下等代谢性疾病。

目前,经过中西方多家大型医疗中心的临床数据验证,减重手术治疗糖尿病的效果非常显著。欧美国家有超过 15 年的随访数据显示,胃转流术等减重手术后,2 型糖尿病的完全缓解率可达 50% 以上。所谓完全缓解,是指在不服用任何降糖药的情况下,血糖仍在正常水平且糖化血红蛋白 < 6%。相比传统的口服药物或胰岛素治疗糖尿病等方法,这是非常明显的突破与进步。减重手术更使糖尿病患者微血管病变的风险减少 74%,大血管病变风险减少 49%,5 年死亡率减少 79%。对于尚没有发生糖尿病的肥胖症患者,减重手术能够明显推迟其患糖尿病的时间 5～10 年。

减重手术治疗糖尿病的效果这么好，那术后是不是不用吃药了呢？术后是不是可以放开吃水果、吃主食了呢？糖尿病是不是手术后就永不再犯了呢？答案是否定的！

　　手术虽然能够通过限制摄入能量、改善胰岛素敏感性等机制降低血糖、改善糖尿病患者的胰岛素抵抗，但手术并不是一劳永逸的。如若在手术后放飞自我，每天来瓶高糖饮料，久坐、熬夜、不运动、不测血糖，那么即便手术的效果再好，也顶不住这些不良生活方式对胰腺的摧残，糖尿病迟早会复发。

　　可以说，减重手术是帮助合并糖尿病的胖友推开了治愈糖尿病的大门，但仍需要医生和患者双方共同努力走下去，拒绝高糖食物的诱惑、坚持运动、养成良好的生活习惯、管住嘴、迈开腿、定期监测复查糖尿病相关指标，包括血糖、糖化血红蛋白、胰岛素、C 肽（用于了解糖尿病患者胰岛 β 细胞的功能，对指导治疗有积极作用），以及体重、营养状况等。这样，才能在治愈糖尿病的道路上走得更远，让糖尿病、肥胖、高血脂等代谢病一去不返,真正达到永久治愈 2 型糖尿病的目的。

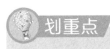 **划重点**

减重手术治疗 2 型糖尿病效果显著,其中以胆胰转流术(BPD/DS)、胃旁路术(RYGB)手术效果最为优秀,50％以上的患者可获得糖尿病完全缓解。腹腔镜袖状胃切除术(LSG,俗称"缩胃手术")的降糖效果略逊一筹,但对年轻、糖尿病病程短的患者也足够适用。

 ## 49. 减重手术有什么危险吗

临床中经常遇到胖友咨询这样的问题:医生,减重手术有没有后遗症啊？听说做完手术容易营养不良,是真的吗？听说有人因为做减重手术"漏"了,后续治疗了大半年,减重手术这么危险吗？

目前使用的代谢手术的术式中,BPD/DS 并发症发生率高,临床应用较少;LSG 和 RYGB 相对而言操作简单，更加安全。下面主要介绍 LSG 和 RYGB 的近远期并发症。近期并发症主要指术后 6 周内发生的并发症，远期并发症则主要指术后 6 周以后发生的并发症。

（1）近期并发症

消化道瘘：RYGB 术后 1.1%～1.4% 的患者发生吻合口瘘；LSG 术后 0.7%～7.0% 的患者发生胃瘘。消化道瘘形成后，食物、胆汁等从瘘口进入腹腔，引起腹痛、发热、甚至感染性休克等危险的情况。消化道瘘的高危因素有体重指数 BMI ＞50，营养不良，术后进食过多过快等。消化道瘘发生后，通常需要进行二次手术，进入腹腔清除感染灶、缝合瘘口、放置引流管充分引流；经过 2～3 个月使瘘口渐渐生长闭合、再拔出引流管，方可治愈。

出血：RYGB 术后出血发生率为 1.9%～4.4%，LSG 术的发生率为 0.7%～1.4%。出血的部位往往在切缘、吻合口、系膜缘、脾脏，或发生胃短血管延迟出血等。出血发生后，患者会有腹痛、头晕、心慌等不适，可以通过使用止血药物、介入下栓塞止血、二次手术止血等方式进行治疗。早发现早处理，出血一般都能得到控制。

吻合口狭窄：LRYGB术后吻合口狭窄发生率为3%～6%。早期狭窄可能与吻合口过小、水肿和组织内翻有关，中后期狭窄的原因常为吻合口溃疡或瘢痕形成。LSG术后胃腔狭窄罕见发生，多与切割过度相关。吻合口狭窄发生后，患者可出现严重的恶心呕吐。对术后早期狭窄的患者可先予禁食或全流质饮食，如效果不佳，可考虑行内镜下球囊扩张，必要时需要再次手术。

（2）远期并发症

倾倒综合征：RYGB术后易出现倾倒综合征，与幽门功能缺失有关。其临床表现为进食后心动过速、恶心、头晕甚至晕厥等。约40%的患者会出现相关症状，但多数程度较轻。发生倾倒综合征后，大多数患者可通过饮食调整缓解，需要少食多餐，避免过甜、过浓饮食，避免一次进食过多高碳水食物。若症状持续，可进一步使用阿卡波糖等药物进行治疗。极少数患者需要进行二次手术干预。

营养不良：由于减重手术后摄食或吸收减少，可导致营养不良，出现电解质紊乱、维生素和微量元素缺乏等情况。其中，维生素 A 缺乏会导致视物模糊、夜盲；维生素 B 缺乏表现为乏力、麻木、贫血等；缺锌会导致食欲不振；缺硒会导致甲状腺功能低下、抑郁。所以，在减重手术后要严格进行随访复查，监测相关指标，多食蔬菜瓜果、适当使用维生素片等药物进行补充预防。

胃食管反流：RYGB 可减少胃食管反流的发生，而 LSG 因破坏了胃底结构易诱发胃食管反流。患者表现为反酸、烧心、胸痛等不适。一般经过规律的抗酸药治疗，症状多可缓解，必要时需要进行二次手术干预。

划重点

消化道瘘和出血是减重手术后可能危及生命的严重并发症。但二者的发生率都比较低，总体来说，减重手术仍是较为安全的手术方式。

50. 减重手术后为什么不能吃得太快

王先生做完"缩胃手术"后第 5 天顺利出院了,按照医生的要求要小口喝水,每天摄入液体 1 000 ml 以上。但他性子急,总嫌喝得太慢,常常还是像原来那样大口大口喝水,结果经常感觉腹痛腹胀,时不时还会呕吐。后来王先生吐得越来越厉害,不得不又回到医院住院治疗。这次出院后,他严格按照医生的要求小口喝水,再也没有腹痛腹胀、呕吐等不适了,每天还能顺利喝到 2 000 ml。

减重手术涉及胃组织和小肠的改建,因此术后需要 1～3 个月的饮食调整,逐渐适应手术重建的胃肠道。

以临床常用的腹腔镜袖状胃切除术(LSG)和腹腔镜 Roux-en-Y 胃旁路术（LRYGB）为例。LSG 切除了大部分胃组织（60%～80%），只剩下一个小小的管状胃,进而通过限制食物摄入、减少能量、影响胃肠道激素分泌等机制来抑制食欲、减轻体重。而胃旁路术涉及肠道改建、操作相对复杂一些。LRYGB 手术第一步会切除更多的胃组织,只剩下一个约 20 ml 的小胃囊,起到更严格的限制能量摄入的作用。紧接着,医生会对肠道进行重建,以减少小肠的吸收面积,这样减重降糖的效果会更上一层楼。

LSG 术后,患者需要适应缩小的胃容积与胃内高压状态,避免发生呕吐。术后患者很容易有"饱腹感",如果吃得过快、过多、过早,则很容易发生腹胀腹痛、恶心呕吐。过快是指进食速度过快,食物快速进入狭窄的胃腔内,胃内压力增高,进而发生呕吐。过多是指一次摄入量过多,有些胖友为完成要求的液体量而饮水过多,管状胃不能容纳,导致呕吐。过早是指过早吃了不该吃的食物,比如水果、肉类。手术后 1 个月内,胃的蠕动功能很弱,不能排出这些食物,食用后很容易导致剧烈呕吐。所以,术后胖友要严格遵循医嘱,进行流质-半流质-普食的过渡;接受了"缩胃手术"的胖友,尤其要避免喝水过多和过快。

LRYGB 术后,患者不仅要防止呕吐,还要防止倾倒综合征的发生。其多表现为进食后出现头晕、心慌、出汗、恶心呕吐、腹痛腹泻等一系列症状,往往是由于一次性进食过多碳水化合物,引发了餐后低血糖。所以,LRYGB 术后应少食多餐、细嚼慢咽,食用主食时要搭配高纤维高蛋白质食物,避免一次进食过多粥类、面条、土豆等高碳水化合物食物。

一般来说,LSG 术后,患者需要 1 个月的流质饮食以初步适应,1～3 个月内可以加入半流质饮食逐渐过渡,直至最后恢复普食。流质饮食包括水、牛奶、豆浆、果汁、菜汤、肉汤、营养液。术后 20 天左右可以尝试加粥、豆腐脑、鸡蛋羹。术后第 2 个月,可以逐步加入软面条、面包、馒头。因米饭较难排空,因此需要至少半年以上时间再开始以米饭为主食。这些原则同样适用于 LRYGB 术后的患者。

专家支招

减重手术后推荐少量多餐,每天5~7餐。

● 建议使用小号餐具。

● 随身带着杯子,保证每日所需饮水量2 000 ml。

● 吃固体食物时要细嚼慢咽、嚼20口以上,以帮助胃排空。

● 注意固液分离,增加任何一种新食物时,要先少量尝试。

● 应避免高糖饮料、高油高脂食物、垃圾食品等。

● 注意遵医嘱定期到医院复查血常规、生化、维生素与微量元素等,如有缺乏需要适当补充。

● 尽量避免酸辣、冷热、浓茶、咖啡、酒精等刺激性食物以免加重胃食管反流,引起反酸、烧心、腹痛等不适,必要时应接受抑酸剂的规律治疗。